別減肥了，你需要的是

復瘦

內分泌科醫師用逆思考
帶你重回原廠設定

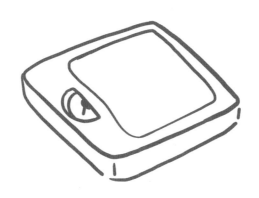

內分泌科醫師 **馬文雅** 著

目錄 contents

體重管理，是一種哲學踐行

褚士瑩
（作家、國際 NGO 工作者）

當我在日本的書架上，看到一位工程師出身的日本作家小林一行，寫了一本叫做《なぜ一流の男の腹は出ていないのか？》（繁體中文版書名：《一流男人就該沒肚子》）的書時，我的第一直覺是：「這根本是胡說八道啊！」

但當我放下直覺不舒服的感覺，進一步思考，就回想起馬文雅醫師這些年來陸續和我分享的，她如何使用哲學諮商的技巧，與診間病人的對話，我頓時改變了看法。或許小林一行這本書的標題有些聳動，因為小腹跟男女性別、人的上流下流，不應該有邏輯關係，可是他和馬文雅醫師要說的事，確實有一個重要的共同點：減肥不是單純的「技術」問題，而是「思考」問題——甚至是「哲學」問題。

在馬文雅醫師這本新書的第三章，將「變胖」跟三種「美德」連結在一起，就是一個非常有趣的切入點。很多人以為減肥失敗，是因為自己的意志力不夠，但是從醫生多年的臨床觀察，卻發現人之所以變胖，往往是因為美德太多——比如「禮貌」，就是這三種美德中的一種。

禮貌讓我們不願對人誠實說他們變胖的事實，甚至會用正面的「這樣有點肉比較好看」，或是負面的「瘦瘦的人沒福氣」這些莫名其妙的謊言，來包裝我們看見對方或是自己「變胖」的事實。更荒謬的實例是，我長年住在美國，注意到隨著美國的肥胖者變得越來越多，有些服裝廠商乾脆製作超大尺碼，並且把原本的 L 大號尺碼，直接換標籤改成 S 小號來販賣，以此類推，讓胖的人覺得自己其實體型嬌小。

我甚至注意到，「我在某某牌子穿的是小號呢！」成為某些品牌在美國變相吸引顧客的手法，直到美國人到歐洲或亞洲旅行的時候，才驚覺自己引以為傲的「標準身材」，在其他國家的人眼中早已經是過重的胖子——但有這種自我覺察的人，

還是極少數。我知道的大多數美國人，都認為問題在於歐洲、亞洲的「尺碼太小」，沒有思考他們在美國看到的尺碼，其實是經過灌水的謊言。

就像馬文雅醫師在新書中說的，「禮尚往來」的禮貌，也是減重的另外一個強敵。因為華人逢年過節的禮貌就是送禮，而最常見的禮物都是高油脂、高熱量的食物，從喜餅禮盒到生日蛋糕，從彌月油飯到端午節粽子，從中秋節月餅到情人節巧克力，不只在各種節日送，出國也要送，甚至去開個會也要送，在社會人際關係打滾得越深，熱量就越高。

從這兩種有「禮貌」的現象看來，如果所謂「一流」的人，就是能夠看清楚人際關係的真正本質，不會被隨時充斥生活中好聽的謊言、被缺乏實質意義的「送禮文化」和「宴客文化」綁架的人，那麼我同意，一流的人確實不應該用「沒辦法」為藉口，讓自己疲於趕場，吃到小腹突出。

一流的人應該要能夠對自己真實的想法、行為、外表，有高度的自我覺察，並且保持一致，而不是心裡明明有「不該再

別減肥了，
你需要的是復瘦

吃了」的理性想法，卻號稱「管不住」嘴巴，彷彿自己的想法跟行動沒有直接的因果關係，這不也是另一種常見的自欺嗎？

除非我們重新反思人際互動的本質，別再對別人說謊，也別再對自己說謊，否則我們永遠沒有機會誠實正視自己或是別人的體重問題，這都是太有「禮貌」的錯。類似的美德，還有「節儉」和「負責」，彷彿吃得過多，是一種實踐節省或是負責任美德的重要表現，當然，這些也都是謊言。

哲學的實踐，是要能夠如實地面對自己的缺陷，包括外表的缺陷。

哲學的實踐，是要誠實面對自己的欲望，包括口腹之欲。

而面對的方法，無非就是「接受」和「改變」兩種。說難很難，因為完美的「理型」，並不存在真實世界中，但是說簡單也很簡單，因為我們看懂了邏輯，就能夠準確預測事物的發展傾向──當然也包括體重在內。

所以，是否沒肚子就是一流男人，我無法斷言，但我贊成一流人就是願意把自己的體重，當作哲學問題來思考、面對的人！

不一樣的瘦身法

蔡明劼
（內分泌新陳代謝專科醫師）

我很喜歡馬文雅醫師的風格，儘管我們兩人是如此的不同。

同樣是內分泌新陳代謝專科醫師，我特別喜歡從生理的角度著手，強調減重的原理、哈佛健康餐盤、三大營養素，最好能把食物的熱量也算出來。馬醫師則剛好相反，我從沒看過她教別人算熱量（或許有，但不是優先順位）。

馬醫師擅長從心理層面切入，透過說故事而不是說教的方式，讓我們對瘦身的各種困境非常有代入感。讀者就會跟著故事的主角開始思考：為什麼別人越嫌我胖，就越不想減？為什麼明明不餓，卻會嘴饞？為什麼越努力，就越瘦不下來？

她的上一本書《幸福瘦》，就是很典型的示範，而這本

《別減肥了，你需要的是「復瘦」》，更是發揮得淋漓盡致，同時又兼具了幽默與感性。

假如你已經試過無數種減肥菜單、流行飲食法，仍舊瘦不下來，或許你需要的是馬醫師的這本書，你只是需要學會更愛自己而已。

胖無法用愛解決，酸也許是解方

蘇琮祺
（諮商心理師、《心態致瘦》作者）

「你確定你要減肥嗎？別來亂了好不好？」

「要減肥？先看看你手上拿的是什麼，再問問你嘴裡吃的是什麼，好不好？！」

有時候，遇到那些嘴裡嚷著要減肥，做的卻都是讓自己變肥的事情的人，我真的好想對他們說上面這些話。

沒想到，馬醫師居然把這些我在診間說不出口的話，寫成了一本書，而且還直擊靈魂地告訴你：「別裝了，你根本不想減肥！」

有時候，胖是無法用愛來解決的，「酸」也許反而是一種解方。

馬醫師寫了一本很酸的書，酸得你一翻開就捨不得放下，

還沒準備好的人請別輕易閱讀。這種酸很爽,就像酸梅湯的酸,入口之後眉頭一皺,卻又冰涼順暢通往全身,酸得爽快無比,酸得心涼脾胃開!

馬醫師有豐富的臨床實務經驗,因此能整理出患者經常在門診出現的各種「言行不一」,並透過對人性的深入理解與解析,幫助我們看見在這些不一致底下的真正需求。

如果你已經買過或看過很多減肥書籍,這將會是你減肥路上的最後一本書了,因為馬醫師告訴我們:「如果讀書就會瘦,世界上就沒有胖子了!」

夠酸吧!

不願面對的減重真相

自從兩年前寫了《幸福瘦：不節食、不復胖，從心開始的 23 堂療癒減重對話》（有夠長的書名），我的門診增加了不少前來諮詢減重的初診，其中不乏體重已達所謂病態肥胖的患者，有些患者甚至已經因為肥胖而出現代謝症候群或第二型糖尿病。

當然，其中也有不少人跟書裡描述的女孩小芙一樣，需要先好好愛自己，才能幸福瘦。但也有不少朋友（我不想稱他們為病人，因為嚴格說起來，這些來看體重

問題的個案並未達到定義上的疾病），某種程度來說，未必需要減重，只需要釐清自己是否真的想減重、為什麼想減重，以及該如何進行體重管理。

另外，也有已經明顯過重，卻沒有意願減重，而被家人硬逼來的重量級朋友。這些家人之中，有為了子女肥胖而煩惱不已的家長，也有為了另一半過重不知如何是好的配偶。

以上種種前來諮詢減重的個案，問題真可以說形形色色，千奇百怪，讓我不禁興起寫第二本書的念頭。

現今談到減重，最令人鼓舞的是，由於醫學對肥胖致病機轉已有所了解，加上各種藥物突破性的研發成果，我們已經可以透過多元方式，幫助有心想減重的病人達成目標，活得更健康、更有自信。但我同時也觀察到，面對減肥，許多人有各式各樣令人費解的矛盾行為，不管是有意識，還是無意識，這些矛盾行為屢見不鮮，不僅有礙減重成功達標，也可能造成患者復胖，將好不容易得來的成果付諸流水，就像推石頭的薛西弗斯

別減肥了，
你需要的是復瘦

一樣徒勞無功。

當我繼續往下探問，竟意外發現，減重失敗的背後往往隱藏著一個事實，很多人根本不像表面上的渴望改變。這個發現引起我的好奇，我想嘗試以比較尖銳的方式，挖出那些我們不願意面對的真相。

「不一致」，是我觀察到的一個有趣現象，比方說，有些人表面宣稱很想減肥，卻正在做各種變胖的行為；有些人則是真心想減肥，卻抗拒任何有助減重的建議；有些人減肥的目的是為了愛美，卻口口聲聲說是為了健康；有些人一方面希望小孩瘦一點，另一方面卻又買一堆零食給小孩吃。這些匪夷所思、自欺欺人的行為層出不窮，看似荒謬可笑，卻隱藏著許多不為人知的無奈。

這段期間，我從每天臨床所觀察的故事歸納整理，用不同角度探索減重的議題。期望透過這本書，抽絲剝繭，顛覆你對減重的想像，撼動你原本的認知，找出體重卡關的盲點，就算沒有讓你從此擺脫肥胖的陰影，至少能夠會心一笑，知道你並不孤單，幫助你在減重的道

路上稍作歇息，再接再厲。最後，不管你想減肥或不想減肥，都希望你能坦然面對自己、接納自己，成為一個表裡如一的人，為自己的每一個選擇負起全責。

別裝了，你根本不想減肥

看到「別裝了，你根本不想減肥」這個標題，你或許會有下列幾種反應：

1. 對，我就是不想減肥！

2. 屁啦！我超級想要減肥。

3. 真的嗎？你在說我嗎？

4. 你管我想不想減肥！

你可以有一萬種反應，每一種都合理，但我真正想

要說的是，你很可能真的想要減肥的結果，卻並不想要減肥的過程。更弔詭的是，有些人只想要減肥的過程，卻未必真想要減肥的結果。

很奇怪吧？

這本書是專門寫給那些永遠在減肥，卻老是減肥失敗的人，還有那些一天到晚要別人減肥，卻老是失望的人（比方說內分泌新陳代謝科醫師）。

別裝了，你一定很想知道那個一輩子都在減肥的朋友在想什麼吧？

對，我說的是你朋友，不是你。

當然，如果你真的很想減肥，我必須給你一個忠告：

別減肥了，

你需要的是「復瘦」

已故投資大師查理・蒙格（Charlie Munger）曾經說過：反過來想，永遠反過來想。

某天，我突然得到一個啟發，該不會我們全搞錯了？我們需要的根本不是減肥，而是「復瘦」。

　　什麼意思呢？減肥的大敵就是復胖。但如果你是胖子，減肥以後自然會復胖。

　　就像抽菸的人才需要戒菸，不抽菸的人根本不會想到戒菸。

　　假如你本來原廠設定就是瘦子，變胖以後，當然要復瘦啊！就算從小就胖，再怎麼胖，出生的時候也不過3公斤多吧？

　　你是如何在人體自然維持恆定體重的道路上出軌的？要怎麼找回原廠設定？

　　希望這本書能幫助你逆思考，讓不知為何發胖的你，逆轉瘦！

第 1 章

保證變胖的
4 帖藥方

1. 永遠不要量體重，就算量了也不要相信

2. 吃完東西一定要忘記，忘得像沒吃過一樣

3. 千萬不要愛上任何一種運動

4. 有人叫你減肥就跟他絕交

什麼，你想減肥？確定嗎？

身為內分泌新陳代謝科醫師，很自然地會需要處理肥胖問題，雖然我出過一本談減重問題的書，但我不太喜歡被定位成教人減重的醫師。因為絕大多數時候，我都是在認識病人，也幫助病人認識自己，而不是把重點放在「教」病人如何減肥。說得更精確一些，我是在幫病人「復瘦」，而不是減肥。

所謂「復瘦」，概念上就是去除掉變胖的因素，假如你曾經服用過上述四帖保證變胖的藥方，一定很清楚，這幾帖藥方的威力有多麼強大。

假如你定期量體重，也相信體重機準確，並清楚記得自己送進嘴裡的每口食物；你熱愛運動，如果有人提醒

你需要減肥，你會從善如流，身體力行——假如你是這種人，基本上，你不需要這本書，現在就把它送人吧！（先確定對方不會跟你絕交，不要說我沒警告你。）

倘若你選擇往下看，那麼請做好心理準備，因為這本書將對你進行毫不留情的靈魂拷問，揭露我們最不願承認的事實。

讓我們站上體重計，一起拆穿那些對自己說的謊吧！

決定體重的，

從來都不是你的目標體重，

而是你絕對不能忍受的體重

保證變胖藥方 1：
永遠不要量體重，就算量了也不要相信

　　管理大師彼得・杜拉克（Peter Drucker）曾說，你無法管理沒有測量的東西。

　　所以，如果沒有量體重的習慣，請不要說你想減肥。

　　我個人不太喜歡「減肥」這兩個字，我比較喜歡說「體重管理」，你可以用任何你喜歡的詞，減重、降脂、瘦身、纖體，都可以，包括書名提到的「復瘦」。

　　有人會抗議說：我明明天天量體重，甚至一天好幾次，也沒有變瘦啊！

　　雖然我鼓勵做體重管理的朋友量體重，但天天量體重反而不太容易變瘦，這又是什麼道理呢？原因是天天量體重的人往往患得患失，而且多半不太相信體重計。

　　換句話說，天天量的不是體重，而是焦慮。

　　覺得奇怪嗎？

　　如果你有量體重的經驗，就會知道數字對我們有一

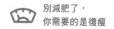

種奇妙的心理效應，而且因人而異。出現某個數字，會覺得鬆了口氣，也可能覺得完蛋了。

比方說，你今天公司應酬吃了頓大餐，心裡有些罪惡感，回家趕緊量體重，發現幸好沒事，只多了 0.5 公斤，接下來，你會如何呢？

1. 決定明天少吃一點

2. 趁沒事出門運動一下

3. 原來多吃一點也胖不到哪裡去嘛

4. 趕快去上個廁所看會不會輕一點

上述四個敘述，1 和 2 都屬於行動。仔細思考，選 1 或選 2 的人，就算沒量體重，只要意識到今天吃太多，就會採取少吃多動的行為來因應。

但選 3 或選 4 的人，反而因為 0.5 公斤這個微不足道的數字，忽略了剛剛吃過大餐的事實，選擇了合理化的自欺。

天天量體重的人會給每天的數字做很多詮釋和解

釋，也就是增加對自己說謊的機會。如果隔一段時間才量體重，雖然也會有詮釋，但比較看得見趨勢。你可以說 0.5 公斤是因為剛吃飽或水腫，但很難欺騙自己說，3公斤是因為剛吃飽或水腫，鬼才相信！如果距離前次測量體重多出 10 公斤，真的是因為水腫造成的，那麼，你的問題顯然比變胖要嚴重得多。

至於解釋和趨勢有什麼差別呢？

簡單來說，解釋是觀點，趨勢是事實。

沒有數據固然難以判斷，但訊息太多的時候，未必能幫助我們做出決策，有時反而會無所適從。適度的資訊量，才能讓我們不被焦慮綁架，真正累積經驗。想像一下短期炒作股票的人和長期投資者，減重肯定不適合炒短線，因為復胖會讓你前功盡棄，長期投資的獲利才是真的。

嗯，你也可以到月球去量體重，那裡的體重只有在地球上的六分之一。

分辨事實與觀點，

停止對自己說謊

保證變胖藥方 2：
吃完東西一定要忘記，忘得像沒吃過一樣

我每天只吃一餐，怎麼還會胖？

嗯，三個原因。

第一，你只記得吃一餐，其他忘了。

第二，你吃的這一餐，從早吃到晚。

第三，我剛剛說什麼？

很多時候，治療肥胖得先治療記憶力。

在我還是個菜鳥醫師的時候，常會因為問病人吃了什麼而被激怒，因為對方總是說他沒吃什麼，而我總是不相信，雙方僵持不下。

後來我才知道，原來是我錯了。病人說沒吃什麼，

並不是故意騙我，而是他真的不記得。

食物停留在大腦記憶裡的時間，其實短得可以，對於長期嫌自己胖，一吃東西就有罪惡感的人來說，食物更是如同過眼雲煙一般，在腦中不留痕跡，只能靠身上多出的脂肪證明它的存在。

我的門診絕大多數是糖尿病患者，有一次我問病人早上有沒有吃早餐，他說沒有，我說那去測一下血糖。血糖機測出來兩百多，他很驚訝，然後說，他剛剛才想起來，半小時前吃了一顆芒果。

問題不在於吃芒果不行，而在於你怎麼把芒果忘了。

這並不是特例，也不代表我得把他轉介到神經內科評估記憶力，這其實是常態。

人腦不太容易記得自己做過的蠢事，不相信的話，打開電視新聞看看政治人物，或者轉頭看看你身邊的另一半就好，那些你覺得很受不了的人，不要懷疑，當初都是你選的。

大腦的記憶體容量有限，就像電腦一樣，同時跑太

多應用程式就會當機。我們不可能記住所有吃進去的食物，就算記得住昨天吃的三餐，我保證你無法說出上星期三吃過什麼。就算你像電影《雨人》裡的達斯汀‧霍夫曼那樣，對數字有驚人的記憶力，也不可能記住過去吃過的所有食物。就算你吃遍所有米其林餐廳和有名小吃，在沒有用文字或照片紀錄下來的狀況下，能幫你記住那些美食的，也只有你腰圍上的脂肪和體重計上的數字了。

所以，記得讓手機先吃美食，然後上傳打卡換讚，好留下發胖的證據。

下回有人再質疑你怎麼吃這麼少還越來越胖，你就可以抬頭挺胸，理直氣壯的說，我身上的每一寸肉，都是我扎扎實實吃進來的！

吃過就忘就像「攝」後不理，
小心肚子大起來！

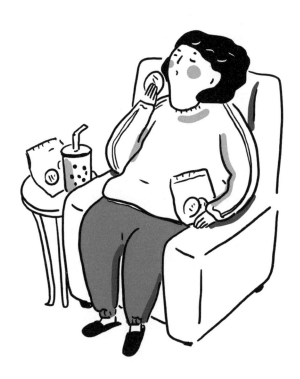

別減肥了，
你需要的是復瘦

保證變胖藥方 3：
千萬不要愛上任何一種運動

醫生，你不是說減肥不是靠運動？還叫我剛開始減重先不要運動？

沒錯，很多人變胖跟運動無關，瘦下來也是因為少吃，而不是運動。

但是，萬一你真的不幸愛上運動，想要再胖回去可就難多了。

先說那些愛跑步的人吧！為了腦內啡的美妙滋味，這些人就跟成癮者一樣，動不動就是 10K、21K，時不時再來個全馬，病情嚴重的還乾脆練三鐵，把游泳和自行車都加進來 3P，為了一年四季都有的各地賽事，把吃東西的時間都拿去練跑了，哪來的機會發胖？

再來說那些愛上健身房的自戀狂吧！我有個朋友每天早上睡醒，都要先親吻自己壯碩的二頭肌，這樣的自戀狂很愛上健身房，健身房裡到處都是鏡子，光是看著

馬甲線、人魚線，還有一群看起來像復仇者聯盟的同好和身材健美的亞馬遜女戰士們，忙著深蹲、臥推、硬舉，光欣賞鮮肉就飽了，哪還需要吃？

瑜伽就更不用說了，把自己塞進瑜伽服裡，我就不信你還有多餘的空間裝肥肉？

你說，那沒事，這些我都不愛，舉凡潛水、衝浪、滑雪、划船、溯溪、百岳、攀岩、滑板、拳擊、滑水，叫得出來的所有球類和各種舞蹈我通通免疫，那應該安全了吧？

但你得小心，還是有可能踩坑喔！比方說，你不小心愛上戶外攝影，想要拍出好照片，居然不知不覺背著相機到處登山健行，從此被大自然的景色迷惑，再也回不去那些當沙發馬鈴薯的日子。

我說個例子，我認識一位業餘高山嚮導，原本是重達近百公斤的工程師，因為一次嘉明湖之旅而愛上爬百岳，硬是甩掉 20 公斤，讓自己得以欣賞那 3000 公尺以上的壯麗風景。另外有一位病人最重時將近 120 公斤，因為

愛上立槳，最終讓體重回到兩位數，得以享受熱愛的運動，樂此不疲。

所以，被逼著去運動是一回事，但愛上運動絕對是另外一回事。運動的過程有時候是痛苦的，為了愛而忍受痛苦是一種選擇，瘦下來只是愛上運動的結果而已。同理可證，為了愛吃而忍受肥胖的痛苦，也是理所應當的。如果你覺得自己是個不愛吃的胖子，那也太冤了，快去尋找真愛吧！

不要為了減重而運動，
要為了運動而減重

保證變胖藥方 4：
有人叫你減肥就跟他絕交

什麼？這樣你會沒朋友？！不可能啦！

你知道人們有多麼喜歡胖子朋友嗎？

想想看，任何一齣受歡迎的戲劇裡，男女主角都會有個胖子朋友，再不然就是胖子敵人。反正，人群裡的那個胖子朋友，總是可以自嘲，開得起玩笑，他的存在讓大家吃吃喝喝都沒壓力，哪天他突然瘦了，大家還會以為他生病了呢！你能想像《西遊記》裡的豬八戒有著六塊肌嗎？這畫面也太違和了。

一般人真的不會隨便叫別人去減肥，畢竟你的體重干他屁事？

這種撈過界的事情，只有你媽會做，再不然就是你朋友打算賣你直銷，要你當他的下線。

至於會大聲嚷嚷著要你去減肥，絲毫不在乎你感受的，除了網路酸民，沒別人了。

不相信？好，隨便去對一個朋友說：你該減肥了！看著好了，多試幾次就準備被封鎖。

我曾經遇過一位女病人來求診說要減肥，我問她為什麼，她說因為她有一群朋友，她是裡面第二胖的，但

別減肥了，
你需要的是復瘦

是最近那個最胖的朋友不知道用什麼方法瘦了下來，現在她居然變成這群朋友裡面最胖的，她覺得很丟臉，所以想趕快來減肥。

另一次，有一位 40 歲女性來看診，也說要減肥，但她明明不胖，追問之下，原來是先生公司有個女同事，最近瘦了 10 公斤，還跑馬拉松。先生常常跟女同事聊天，一向討厭運動的她覺得很吃味，害怕先生嫌棄自己而變心，所以想要減肥，說著說著在診間還哭了起來。

所以，誰會沒事叫別人去減肥呢？要減也是自己想要啊！

什麼？你說你朋友真心想要你瘦下來，這樣比較健康？還幫你掛號帶你去看診？

你朋友該不會是新陳代謝科醫生吧？

不要誤會我喔，我才不想要沒朋友呢！

來，多吃點才有力氣減肥喔！

想變瘦，

最簡單的方法就是：

把朋友都餵胖

別減肥了，
你需要的是復瘦

第 2 章

不是來減肥的
5 種人

首先，恭喜你已經能辨認出保證變胖的四帖藥方，但是，不要以為懂得怎樣不變胖，就等於有心減肥。我的診間來過各式各樣宣稱要來減肥的人，不過其中絕大多數都是心口不一（嗚嗚，欺騙我的感情）。

　　你一定很好奇，如果不是來減肥，那是來幹嘛的？

　　第一種人：來許願的。

　　第二種人：來找病的。

　　第三種人：來交差的。

　　第四種人：來討拍的。

　　還有最後一種人：來亂的。

　　來看看你是哪一種吧！

　　喔，我忘了，我說的是你朋友，不是你喔！

來許願的

　　我看著眼前這位體重 123 公斤的女孩，問她，你希

望體重減到幾公斤？

她看著我，用仙杜瑞拉看著神仙教母的神情說：「嗯，先60就好。」（言下之意還有之後呢！難不成48？）

當下我真希望自己不是醫師，是巫師，而且是法力無邊的那一種。

很多病人來求診，不是來減肥，而是來許願的。這就好比有人說，他想攀登喜瑪拉雅山，卻連象山都沒爬上去過一樣。

剛開始我覺得奇怪，為什麼許多人在提出遠大的目標之後，實際作為卻少得可憐，我以為先有階段性目標才是正常的。仔細觀察之後才發現，許願的人，跟買樂透的人一樣，從來沒有真心想要實現願望。

說穿了，這是一場詐騙，只不過騙的對象是自己。

網路上有各式各樣的瘦身廣告，用極其誇大的圖片，聳動的標題，神奇的現身說法，大肆宣傳快速瘦身、永不復胖的產品。如果真有那種東西，大概早就因

為消滅肥胖這種世紀文明病而贏得諾貝爾醫學獎了。我現在還能坐在診間，沒有失業，只能歸功於神奇的減肥藥還沒問世，真他媽幸運。

別誤會，我並不是說藥物沒有效果，其實所有療法，包括食療或是藥物，多半都經過科學驗證，只不過絕大多數的臨床實驗會把體重降低 5%視為有效，降低 10%就是成功。

對慢性病人來說，只要能降低 5 ～ 10%的體重，健康就會有一定程度的改善，不管哪間藥廠，只要發表實驗證明能減重 5 ～ 10%的藥物，股票就會一飛衝天。以預防糖尿病來說，體重減輕 7%，就足以讓罹患糖尿病的風險降低 58%。只不過，這跟 123 公斤的小妹妹許願變成 60 公斤，超過 50%的減重目標，距離還是太遙遠了。總之，要脫胎換骨成另外一個人，並不是彈指之間就能發生的事，也沒有一勞永逸的方法。

所以，我跟她說：「我們先試著把體重降到兩位數，怎麼樣？」

別減肥了，
你需要的是復瘦

此時，仙杜瑞拉發現她的神仙教母像極了菜市場裡討價還價的大媽，而南瓜還是南瓜，馬車只是童話。

你有發現你在許願嗎？
早點睡，夢裡什麼都有

來找病的

　　「醫生，我都瘦不下來，是不是代謝不好？我想檢查甲狀腺有沒有問題。」

　　這位看起來很有研究精神的女子舉出許多證據，比方說腳會水腫、疲倦、便祕、怕冷……諸如此類。

　　「嗯，甲狀腺正常喔！」我看著電腦上的數據。

　　「真的嗎？怎麼可能？甲狀腺沒問題嗎？可是我以前都不會怕冷耶！而且朋友說我脖子腫腫的。」親愛的，你指的那個位置不是甲狀腺，是雙下巴，但我沒說出口。

對方用福爾摩斯的眼神看著我，彷彿我是那個漏掉破案線索的華生，我當下有一種辜負對方的感覺，要是甲狀腺低下就好了。

如果不能怪疾病，難道要怪自己？可是我明明吃不多啊！

我一定是生病了才會胖起來吧？

找病的人在來看診之前，就已經在網路上問過谷歌了，帶著九成九的把握要來對答案，沒想到卻失望了。

別失望，生病的雖然不是甲狀腺，但咱們還可以找很多別的病喔！庫欣氏症、多囊性卵巢、胰島素阻抗、暴食症、焦慮症、胰島素瘤、服用類固醇、酒精成癮、糖上癮、憂鬱症、自律神經失調，以上種種，都是會讓人發胖的毛病。

就算這些都正常，一定可以找到不正常的，例如你祖傳的基因，或是肚子裡的腸道菌。

放心，在這個人人都有病的年代，就算你什麼病都找不出來，至少還可以確定有一種病──疑心病。

別減肥了，
你需要的是復瘦

你找到病了嗎？我得了一種
不吃就會死的病

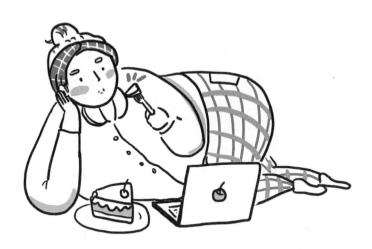

來交差的

「哪裡不舒服？」

「沒有不舒服，是 ×× 叫我來的。」

這些因為別人才來看診，或是硬被拖來診間的病患，多半不是來減肥，而是來交差的。逼他們來看診的親人身邊，常有那種熱心的親朋好友，可能是「呷好鬥相報」的鄰居，也可能是閱人無數的美髮店阿姨。還有一種狀況，是健康檢查報告出現紅字，後面寫著一行建議：體重過重，請到新陳代謝科進一步檢查。

這種來交差的分成幾類：

1. 別人覺得有問題，自己覺得應該沒問題，實際上也沒什麼大問題。

2. 別人覺得有問題，自己覺得應該沒問題，實際上問題卻不小。

3. 別人覺得有問題，自己也覺得可能有問題，但其實沒問題。

別減肥了，
你需要的是復瘦

4. 別人覺得有問題，自己也覺得可能有問題，問題還真
   的挺大的。

別人覺得有問題	實際上沒有	實際上有
自己覺得沒有	1. 沒事 （交差，別人大驚小怪）	2. 沒有病識感 （叛逆／抗拒改變）
自己也覺得有	3. 焦慮 （找病，覺得醫生錯了）	4. 接受治療 （找到病因）

　　這裡所謂的問題，在後面章節會一一探討，但交差
和找病是兩種完全不一樣的心態。找病的人認定自己肯
定有問題，沒有找到合理的解釋不會善罷甘休，這類人
多半比較焦慮。交差的人不想承認自己有問題，反而想
證明自己沒事，好讓別人閉嘴，這類人多半比較叛逆或
抗拒改變。簡單說：

　　找病的人會說：「怎麼可能沒問題？」

　　交差的人會說：「怎麼可能有問題？」

　　沒問題當成有問題，就算是假警報，至少可以當作
演習。有問題卻當作沒問題，真的火燒屁股時，可就不

好玩了。但沒關係，看完診你就可以回去交差了，告訴那些天天逼你減肥的人：「反正我天生就是胖，醫生也沒辦法，你們死了這條心吧！」

你在對誰交差？

你的體重干別人什麼事？

來討拍的

「醫生，我該做的都做了，為什麼還是瘦不下來？」

（下音樂！〈命運的吉他〉：「我比別人卡認真，我比別人卡打拚，為什麼，為什麼比別人卡歹命……」）

「我真的吃不多，朋友都說我吃這麼少，怎麼還會胖？」

我看著眼前這位比竇娥還冤的 75 公斤女子，問她 20 歲時體重多少？她說 80 公斤，她從小就胖胖的。

「那最重的時候呢？」我問。

「應該有 100 吧！」她說。

「你的意思是你已經從 100 降到 75 了？」我沒聽錯吧？「等一下，你知道你已經瘦了 25 公斤了嗎？」（不管她吃了什麼，都給我來五份！）

「可是我還是很胖啊！」她說。

「你想要多少？」我問。

「至少也要 55 吧！」她的表情看起來是認真的。

「印象中最後一次 55 公斤是什麼時候？」我問。

她搖搖頭，「可能只有小學的時候，有印象以來都是 60 幾。」

有看過我上一本書的朋友就知道，我曾經提過住在斑馬群裡的河馬，現在我的面前就有一位。

「你覺得如果你變成 55 公斤，會發生什麼事？」我問她。

「應該會更有自信吧！」她說。

我心想，英國國王亨利八世和維多利亞女王的自

信，從來就跟體重無關，說不定他們兩位的自信還跟體重成正比呢！但我並不打算用這個論點反駁她，反倒有些心疼，因為這位已經減了 25 公斤的女子不是來減肥，而是來討拍的。

「我相信你青少女的時候一定不好過，但你已經做得很好了，為什麼想要變成別人呢？」

她的眼淚應聲落下，像是在奧運金牌賽飲恨落敗的選手，那些不需要努力，生下來就是瘦子的人根本不懂啊！

如果需要討拍，
也許你真正缺的是愛

來亂的

「醫生，我來看減重。」

我看了看眼前的美女，身材標準，體重 51 公斤，

BMI（身體質量指數）20，還以為是來看甲狀腺的，怎麼會需要看減重呢？

「可是我最近胖很多耶！我本來才48，是不是胰島素阻抗？聽說有一種瘦瘦筆，打了就會瘦？」

基本上，比我瘦的說要來看減重，一律都算是來亂的。外面還有一堆體重上百的在候診區嗷嗷待哺，想要減到48公斤這種主訴聽在我耳裡，已經是凡爾賽文了。

於是我只好說：「你走錯棚了，醫美診所在旁邊喔，慢走不送。」

◆ ◆ ◆

你需要許的不是願，是承諾。

你正在找的不是病，是藉口。

你應該交的不是差，是錢。

你真正討的不是拍，是愛。

至於那個來亂的，這裡已經夠亂了，別來瞎攪和，拜託！

第 3 章

害你變胖的
3 種美德

經過前兩章，你一定看懂你的胖朋友了吧？（對，我說的是你朋友，不是在說你。）

但你可能會覺得奇怪，醫生，你說的好像沒錯，但我真的沒有這樣啊！我既不想變胖，也沒有要找病或交差，就算我是在許願好了，想要變瘦又有什麼錯？天地良心，我可是千真萬確想要減肥啊！大家都知道，減重說穿了就是少吃多動，為什麼這四個字說起來容易，執行起來卻難如登天呢？

你也許會以為是自己意志力不夠，容易半途而廢，但從我多年的臨床觀察，發現人之所以變胖，往往是因為美德太多了。驚訝嗎？接下來我們就來盤點幾個惡名昭彰的美德吧！

禮貌

減肥跟禮貌，乍看之下八竿子打不著，但仔細想想

會發現有許多關聯。很多時候，我們之所以減重失敗，真正的問題是出在不一致，而且我們往往內化了這種不一致而不自知。所謂一致，就是「想的＝說的＝做的」。但日常生活中，我們常常是不一致的，而且有各種排列組合：

1. 想的 ＝ 說的 ≠ 做的
2. 想的 ＝ 做的 ≠ 說的
3. 說的 ＝ 做的 ≠ 想的
4. 想的 ≠ 說的 ≠ 做的

不一致的原因，有些人是蓄意，也知道自己不一致，只是未必承認。但大多數人是因為無知，甚至無意識，不知道自己不一致。也就是說，如果一個人想的跟說的一樣，做的卻不一樣，代表他不知道自己在做什麼。

不知道自己在想什麼，不知道自己在說什麼，甚至不知道自己在做什麼──怎麼可能？你或許覺得奇怪，真的有人不知道自己在想什麼、說什麼、做什麼嗎？其實

只要打開電視看看政治新聞或是名人緋聞，就會發現這實在太常見了，不是嗎？

仔細想想，我們隱約都是知道的，很多時候是不願意承認罷了。承認太丟臉了，誰要承認自己是光說不練，說一套做一套的人呢？感覺自己不好是非常難受的，在不如意事十常八九的世界裡，為了繼續自我感覺良好，也不要讓別人感覺不好，人類演化出各式各樣的心理防衛機制，簡稱「說謊」，其中最常演練的一種光明正大的說謊，美其名叫做「禮貌」。

什麼？禮貌？做人不是要有禮貌嗎？難道這也錯了？

禮貌不是錯，但禮貌無可避免地讓我們產生不一致而不自知。而且，越乖的越嚴重。

我們從小就被耳提面命，過年時看到阿姨變胖不能直說，否則就是沒禮貌，萬一阿姨不給你紅包就虧大了。小小而單純的腦袋裡，不知不覺種下一個聲音，一致是危險的，不一致才是安全的，那個砍倒櫻桃樹的華

盛頓，在華人社會不被打死才怪！

我在《幸福瘦》裡曾經提到，胖孩子是乖出來的，有禮貌的乖孩子，是不是最容易獲得食物獎賞？重視禮貌的社會，讓我們從小不斷訓練，心裡想的不能亂說出口，沒事不要亂動，非禮勿言，非禮勿聽，非禮勿視，反正當作不知道就沒事了。

在禮貌的社會裡，我們早就學會了不一致，學會口是心非，學會說一套做一套，內化成自己的行為。而這種表裡不一、前後不一，就是阻止我們踏上改變之路的大魔王。

不相信？要是有哪個白目的傢伙膽敢說你變胖，你肯定也會翻白眼說：沒禮貌！你才胖，你全家都胖！

禮貌在不知不覺中，把我們變成不一致的人

你以為「禮貌」的結果只是沒人敢誠實說你變胖，

讓我們變得言行不一而已嗎？不止如此，禮貌之所以成為減重的大敵，還有別的問題，那就是禮尚往來！

逢年過節，華人的習俗就是送禮，不僅不能拒收，還得回禮，喜餅、彌月蛋糕、油飯，端午節送粽子，中秋節送月餅，生日送蛋糕，還有母親節、父親節、情人節，不只是人跟人，還有神明、祖先和好兄弟。

就算什麼狗屁節都沒有，我們還是會因為聯絡感情而送禮，出國回來帶個當地名產，拜訪朋友帶個伴手禮，這些禮物以食物居多，有些要大排長龍才買得到。雖說禮輕情意重，如果你真的因此而需要減重，只能說你肯定人緣超好，禮重人更重啊！

在我剛當上主治醫師時，曾經碰過一對姊妹，都是年紀輕輕不到 40 歲就有糖尿病，妹妹的體重甚至接近三位數。年輕的我對病人很嚴格，每次遇到她們血糖沒達標，就會跟審犯人一樣質問到底發生什麼事。某次，她們終於告訴我她們的難處，因為拜拜的東西永遠吃不完，我問她們多久拜一次，原來她們每逢初一、十五都

別減肥了，
你需要的是復瘦

要拜拜，兩週前的食物還沒吃完，馬上新的又來了。神明有沒有吃飽我不確定，但她倆一旦想減肥，就會對神明不敬，我這個沒禮貌的醫師也束手無策。

我可不是要大家變成無禮之人，而是去看見自己的不一致，練習如實的日常。所謂的如實，就是不卑不亢，表裡如一。看似困難，真要做的話，難度跟少吃多動一樣，說穿了也很容易。

很多時候，我們所認為的禮貌，其實是一種集體錯覺。舉個例子，很多人都有 line 群組，每逢年節或有人生日，彷彿有不成文規定，一定要發祝賀，當我們一早起床看見群組裡發了一堆生日快樂，通常就會跟著也發一張貼圖，不然就會感覺自己沒禮貌。仔細想想，一個有100人的群組，如果每個人的生日都不在同一天，每當有人生日，群組裡每個人都發一張生日祝賀圖，365天裡有100天會出現100張貼圖，想想這一萬個訊息在你的手機裡存在的意義，是否不如直接在生日當天跟朋友約出來見面慶生呢？

免禮免禮，別再把自己不敢吃的甜食
拿來送給醫生啦！

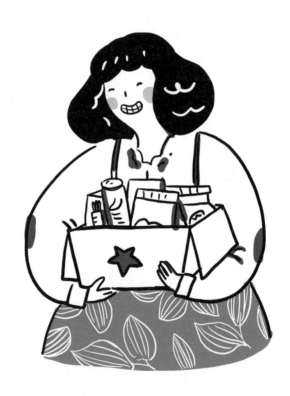

別減肥了，
你需要的是復瘦

哪一個才真正會在情感帳戶裡產生價值？是有禮貌的貼圖，還是出自真心的祝福？也就是說，不管有沒有送出貼圖，其實並不影響彼此的友情，絕對不會有人去100人群組裡一個個點名，如果真有的話，不如趕快退出這個群組吧！

回到禮貌跟減肥的關係，當我們擺脫表面的禮數，重視人際互動的本質，停止對別人說謊，也停止對自己說謊，自然沒有自欺欺人的必要，就算沒能減肥成功，也能吃得理直氣壯，胖得心安理得。

負責

不光是禮貌，我們還有許多美德，在不知不覺間讓人變胖，其中最無辜的，就是「負責」。

前面提到「不一致」，現在要談的是「一致」。每個人都有可預期的一致性，比方說，一個習慣把事情做完

的人，往往也會習慣把盤子裡的東西吃完；一個很有責任感的人，也容易對食物產生責任感。不要說病人，許多醫護人員都深受其苦。

某日，有一位年輕護理師來求診，她一畢業就到醫院工作，在踏入職場三年內，體重增加了將近 20 公斤。發生什麼事了呢？我也很好奇。

就如同前面所說，她是一個負責任的人，交到她手上的病人，她都努力照顧，想辦法在交班前把所有工作完成，甚至常常因此延遲下班，忙到沒時間吃飯，那麼，怎麼反而變胖呢？

仔細一問，不難發現，這些特別認真負責的人，往往會出現下列幾種容易發胖的心態和行為：

1. 吃飽才有力氣工作

2. 既然點了就該吃光

3. 下班後再來好好吃

4. 別人吃不完幫忙吃

5. 工作太忙了隨便吃

許多職場上很忙碌的人、創業者、家庭照顧者，都容易落入這樣的狀態裡，也就是過度負責，無意中搞錯負責的對象，反而沒有對自己的身體負起維持健康的責任。

過度負責，
其實是一種不負責任

別誤會，負責依然是美德，只不過，我們要釐清什麼才是真正的負責。承擔超過自己能力的工作，並不是負責，某種程度上，這會讓自己過度犧牲，而在心裡鑿出一個需要食物補償的無底洞。

看到這裡，一定會有讀者抗議，如果我不做就沒人做呀！要是我能選，我也想輕鬆啊！而且，我吃得不多啊！我來說說一位病人：她是一位年約 50 歲，體重破百的女士，第一次見到她，我感覺她肩上彷彿有千斤重，快把她壓垮了。

她的主訴是體重一直增加，即使吃很少也是如此。

我問她有沒有什麼壓力，她說疫情期間需要南北奔波照料年邁的父親。我問她是否有其他手足可以幫忙，她掩蓋不住語氣中的無奈和憤怒，說我也很想像他們一樣都不管，但是我做不到！

簡單來說，她把照顧父親的責任背在身上，連帶把其他人的照顧責任也一肩挑起，加上面對自己的家庭也有許多責任，甚至不乏來自丈夫或子女的怨言。她簡直是蠟燭多頭燒，隨時隨地在顧慮他人，唯一沒有顧慮的，就是她自己。

你一定很好奇，這樣為什麼會發胖？

首先，人體在高壓狀態下自然會分泌更多的皮質醇來應付壓力，而人在壓力下，也傾向吃下更多高熱量的食物來因應，這是演化上的生理保護機制。其次，當你過度犧牲，心理產生匱乏，也很容易為自己尋找補償，而食物是最容易帶來補償的方法，這是心理上的保護。

此外，忙碌的你根本不曾注意自己究竟有沒有吃、吃了什麼、吃夠了沒有，沒有意識的吃並不會帶來飽

足。如果再加上缺乏睡眠，也沒有時間運動，發胖不是很合理的結果嗎？

看到這裡，如果你覺得自己就算壓力大，也並沒有多吃，沒有用食物來補償，還天天運動，對為何發胖百思不得其解。那不妨想想，所謂皮質醇，就是一種類固醇，大家一定有聽過吃類固醇會變胖吧？壓力大的人就好比天天在嗑類固醇，你不胖誰胖？這種過度負責的人，把別人的責任搶過來背，自己的責任卻丟著不管，這樣真的算負責任嗎？

這位女士聽了我的說明後，什麼減重方式都還沒有執行，光是試著讓自己慢下來，不要逼自己去滿足父親的期望，分一點時間給自己，體重就開始慢慢下降。她回診時告訴我，原來她的辛苦，也是一種優越感的展現，因為她認為自己比其他人更有能力負責，但自己做那麼多，卻沒有換到他人的感恩，讓她內心忿忿不平。當她願意看見自己的需求，也願意把責任分攤給別人，心理和身體都一起輕盈了起來。

她的轉變令我印象深刻，如果她的故事讓你感到似曾相識，也許你也可以重新定義什麼才是真正的負責。

把別人的責任還給別人
把自己的責任留給自己

節儉

節儉，是最常見的一種美德，食物不能浪費，是許多人根深柢固的想法。我承認我也是這樣，從小就被教導愛惜食物，長輩總是在餐桌上叨念，碗裡剩下飯粒不吃完，以後另一半就會麻子臉。孩子們如果乖乖把飯舔光，就會獲得大人的稱讚。

我從小是個乖孩子，一旦沒把食物吃完，心裡就有滿滿的罪惡感。不只如此，對於冰箱裡即將過期的食物，也很容易於心有愧，即使不餓，也強迫自己盡量在

食物過期之前吃掉。

在傳統觀念中，浪費食物是一種禁忌，會遭天打雷劈。偏偏準備給神明的食物，神明並不會真的吃掉，拜拜剩下來的東西，當然要想辦法裝進大家的肚子裡。

既然節儉，不就應該少吃點，怎麼反而會多吃呢？

其實從節儉延伸的想法，主要跟金錢有關。因為食物是用錢買來的，任意浪費食物就是浪費金錢，對於金錢有匱乏感的人，特別容易表現在食物上。比方說，走進吃到飽餐廳，有些人抱著撈本的心態，因為花了不少錢，當然要想辦法吃回來，不然就虧了。看到賣場裡加量不加價，買一送一，加一元多一件等等促銷活動，只要感覺是省錢的、划算的，都可能刺激購買欲望，反而買了很多不需要的東西。我們買進大包裝的食物，以為比較省錢，但真的是這樣嗎？

總是把盤裡剩下食物掃光的你，心想著，誰知盤中飧，粒粒皆辛苦。珍惜食物，愛惜金錢，貨比三家不吃虧，斤斤計較，絲毫不能浪費的美德，不知不覺讓我們

吃下更多熱量，你看見了嗎？

假的節儉，
是真的浪費

　　節儉的你，趁打折買了過多食物，吃不完可能放到
過期，是不是一種浪費？就算趕緊在過期之前吃下肚，
發胖了再花錢去看醫生減肥，有沒有看見你的浪費？

　　真正節儉的人，會量入為出，妥善考量自己的食量
和食材庫存，不會因為便宜而多買不需要的分量。多出
來吃不完的食物，可以變成廚餘，並不會真的浪費。

　　假節儉反而是真貪心，往往造成更多浪費。

　　仔細想想，你的節儉是真的嗎？

自私或發胖，選一個！

喂！人怎麼可以自私呢？

等一等，自私真的是壞事嗎？我們先來看看你那些從不自私的胖子朋友發生什麼事了？

一個願意幫人做事，為別人服務，伸出援手，替人善後的好人，多半也會幫別人吃東西。這是很多男性發胖的原因，也是導致很多女性當了媽媽之後身材變形的美德。

一位善體人意，不願意拒絕他人好意的人，往往無法拒絕工作，也難以拒絕食物。要這樣的好人說不，太困難了。

一個樂善好施，喜歡好東西和好朋友分享的人，永遠為別人多準備一份，寧可多準備也不要東西不夠，慷慨這個美德，讓這種人不知不覺為他人吃下更多東西。

一個很有度量的人，是不是很難對熱量斤斤計較？

一個很少考慮自己的人，是不是很難自私的按自己

需要選擇分量？

　　一個聚會上的開心果，有可能因為自己要減肥而掃興嗎？

　　現在知道為什麼你的胖子朋友很可愛了嗎？他們從來不自私，從來都把自己的需求放在最後一位，把別人放在自己的前面，即使變胖也在所不惜！下回要把吃不完的東西塞給胖子朋友前，先摸摸自己的良心，如果你的良心還在的話，就把這本書送給那位胖子朋友吧！

　　　你這沒良心的，

　　　　天壽喔！

　　　　要瘦喔！

別減肥了，
你需要的是復瘦

第 4 章

揪出妨礙減重的 10 個矛盾

1. 為什麼明明想減重，卻說不想

◆ 因為不夠想，也不敢想

很多時候，那些大聲嚷嚷說要減重的人，都是不算胖的瘦子，反而許多體重破百、貨真價實的病態肥胖症患者，面對減肥這兩個字，想都不敢想。

多年以前，我剛當上主治醫師，有一位 14 歲、體重卻重達 129 公斤的男孩，被阿姨帶來門診。我就跟一般人想像的一樣，問了一堆問題，熱心給了一堆建議。

我信心滿滿，自認把減肥的衛教都教清楚了，接著問他，那你覺得自己的體重可以降到多少？

他面無表情的說，嗯，128 吧！

被潑了冷水的我沒有放棄，問他喜歡運動嗎？

他說不喜歡。

當時的我很天真，完全沒有意識到，我給的建議只是打擊。

「打籃球？」我問。

別減肥了，
你需要的是復瘦

「沒有人要跟我打。」他回答。

「游泳？」我又問。

「去游泳池會被人家笑。」他說。

我突然發現自己沒有顧慮到他的心情。

「那騎腳踏車？」我繼續問。

「車子會壞掉。」他很老實的回答，我才終於發現我犯了大錯。

杯水車薪，就是我在做的，一點用都沒有。

我悲傷的發現，我只是個醫師，而他需要的是魔法。

後來，魔法真的出現了。

若干年之後，原本應用在糖尿病患者身上的藥物——腸泌素，經過多年研發，居然搖身一變成了減肥聖品，也就是傳說中的瘦瘦筆。

在還沒出現全球藥荒時，這隻瘦瘦筆讓我擁有魔法般的神力。其中一位病人讓我見識到瘦瘦筆的神奇，不是因為她瘦很多，而是她讓我看見，原來說不想，只是不夠想，也不敢想。

當她寧可自費買藥，一週一次往身上扎針，看見食慾被抑制後的自己，竟然在幾個月內從八字頭的體重降到六字頭，她才承認，自己當初只是因為覺得不可能成真而嘴硬，她怕別人知道自己在減肥，萬一失敗了就會被當笑話。我還清楚記得，她第一次來看診時，斬釘截鐵的說自己就算減肥，也只是為了健康。而瘦下來之後，她穿上合身新套裝來就診，精緻的妝髮讓她連走路都有風，這絕對不是健康帶來的效果。可惜，腸泌素缺藥之後，我就再也沒見過她了。

　　平常在門診，我常會問病人希望體重多少，倒也不是有什麼魔法可以讓對方心想事成，而是想了解當對方成為那個目標體重的自己後，會有什麼東西是現在的自己所沒有的。

　　某日，我照例問了好幾個病人，一位是體重 125 公斤的 23 歲男子，另一位是體重 104 公斤的 19 歲女子。

　　無獨有偶，這兩位都回答不出來，不是回答不出改變的動機，而是回答不出他們希望的體重。有點像是神

燈巨人就站在他們面前請他們許願，他們卻連一個最卑微的願望都許不出來。

他們並不是特例，事實上，近來我遇到不少年紀輕輕的個案，體重動輒上百，問起想要的體重，卻一副早就死了心的模樣。我不知道是因為身邊有家人正在殷殷期盼，他們擔心一說出口就必須兌現，還是因為從來不曾幻想有那麼一天。

總之，過去常常聽到的是不切實際的目標（例如 100公斤想要變成 55 公斤之類），現在反倒常常遇見連許願都懶得許的年輕人。到底是因為他們想要的東西，即使減重也得不到，還是他們不需要減重，就已經擁有想要的東西？

好吧！我只能暫且下一個結論……無欲則胖。

沒有不想，

只有夠不夠想，

敢不敢想

◆ 難的不是減肥，而是面對

減肥有什麼難，不過就是少吃多動嘛！很多人會這麼想，也確實真的這麼做，甚至做到了。問題是，為什麼人人都知道的事，卻還有那麼多人不斷反覆減肥、花錢，瘦下來再復胖，一而再、再而三的在無間地獄裡輪迴？

我觀察許多為體重所苦的人，有些人確實胖，也有些人並不胖，但共同點是都有一種錯覺，以為「如果我可以瘦下來，一切就會好了」，但真的是這樣嗎？

我很感謝一位《幸福瘦》的讀者在線上跟我分享她的心路歷程，她說她一直在減肥，其實她是個長得很漂亮的女生，至少在我眼中，相較於那些重量級的患者，她實在沒有什麼必要減肥。她說，有很長一段時間，她不想去面對感情和工作上的挫折，總是告訴自己，之所以不順利，一定是因為自己不夠瘦，只要瘦下來，一切就會好了。

每次壓力大，她就會用食物紓壓，然後充滿罪惡感

別減肥了，
你需要的是復瘦

的逼自己運動或少吃，好不容易瘦下來一些，沒多久又會因為壓力大而復胖。

她告訴我，在讀《幸福瘦》的時候，讀到一些章節她一直哭，她最後跟我說，她決定要好好面對生活了，因為一直在減重的她，只是為了逃避更真實的問題。她擔心自己的人生不夠成功，不符合家人的期望，以為只要能維持心目中的理想體重，應該就能實現心目中的理想人生。

直到她發現，她專心一意的量體重、算熱量、上健身房，都只是一種逃避，只要減肥還沒成功，她就可以繼續努力減肥，不需要面對其他努力了也未必有成果的事情。我不知道她後來過得如何，但我相信她的勇敢足以面對一切。

世界上有很多事情，
不管要不要減肥，都需要面對

◆ 勇敢站上體重計，面對體重，也面對你的人生

減肥都做得到，還有什麼做不到？變胖都不怕了，還有什麼好怕的？或許你已經很久沒有站上體重計，或許你一直說服自己，反正衣服都還穿得下，不管你要不要減肥，真的都沒關係，面對體重只是幫助你認識自己，接受自己。

沒有人可以逼迫你改變，除了你自己。

◆ 三個步驟克服你的不想：

1. 站上體重計……什麼？你沒有體重計？

2. 買一個體重計

3. 然後站上體重計（試著不要忘記看到的數字）

◆ 三個步驟測試你夠不夠想：

1. 寫下現在的體重

2. 寫下三個月後你想要的體重

3. 一週後重複一次

別減肥了，
你需要的是復瘦

◆ 三個步驟測試你敢不敢想：

1. 設定你的體重目標

2. 告訴一個朋友你的體重目標

3. 三個月後跟這位朋友見面（如果是仇人或前任，效果更好）

如果你發現體重根本不是重點，請勇敢面對你真正想要克服的問題吧！

2. 為什麼明明有吃，卻感覺沒吃？

◆ **不該吃就以為沒有吃的認知失調**

我在前面的章節說過，在我還是菜鳥醫生的時候，曾經花了很多時間追問病人吃了什麼，你可以想像偵訊室裡警察逼供犯人的畫面，差不多就像那樣，只差沒有刑求而已。花了大量時間追問，換來的只是病人的無辜

和我的惱怒，什麼都沒有改變。我還記得有一位病人說：
「好，你說對了，我是吃了一顆曼陀珠，那又怎樣？」

　　許多減重計畫開始時，營養師都會請減重學員記錄
一週的飲食。老實說，就算不用記錄，只需要用手機拍
下每餐吃的東西回傳，也很少人撐得過三天。某次，一
位老師分享她在學校輔導一位體重過胖的國中生，發現
孩子回傳的午餐照片連續兩天都是同一張，催促幾次之
後，就再也沒有回音了，這位老師只好無奈的宣告這個
方法無效。

　　首先，沒有人會想跟別人報告自己吃了什麼，尤其
是跟營養師或醫師，更別說向家長或老師報告。其次，
就算願意報告，也會下意識隱惡揚善，就跟很多人自拍
會用美顏相機一樣——真實，從來就沒有那麼受歡迎。

　　在這裡偷偷抱怨一下，每次飯局時表明自己是新陳
代謝科醫師，總讓別人產生壓力，大概只有營養師會很
樂意跟我一起吃那些所謂會發胖又不健康的食物了。

　　當一位心心念念想要減肥的人破戒亂吃，罪惡感會

別減肥了，
你需要的是復瘦

引發一種認知失調（cognitive dissonance），大腦啟動保護機制，讓自己能夠繼續停留在減肥時理應做的正軌裡，把吃零食的記憶檔案直接刪除，以維持認知一致。

聽起來很奇怪嗎？其實認知失調很常見，斯德哥爾摩症候群就是一個典型的例子。這個詞來自 1973 年在斯德哥爾摩發生的一宗銀行搶劫案，當時歹徒挾持四位行員，與警方對峙僵持數天才投降，然而事後被挾持的行員與朝夕相處的歹徒變成朋友，竟然對警方產生敵意，拒絕出庭指認歹徒，這種受害者對加害者產生的奇特情愫，從此得名為斯德哥爾摩症候群。

相信我，如果你也被含糖飲料或高熱量食物綁架了許久，你也會試圖說服自己是自願的，惡名昭彰的垃圾食物是無辜的，害你變胖的一定是別的不知名原因，比方說呼吸空氣。話說美國曾經有個邪教組織「食氣者」（Breatharian），創辦人宣稱吸空氣修行 19 年，卻被發現深夜大嗑麥當勞，信徒隨之流失，組織瓦解，人類終究不可能靠行光合作用存活。

放心，

世界上沒有呼吸都會胖這種事，

食氣者就算不是騙子也是瘦子

◆ 總是吃不飽，你吃的是補償，還是犒賞？

「醫生，我真的吃很少，忙起來整天都沒吃。」

我常常聽到患者這樣抱怨，多到我覺得肥胖根本就是個職業傷害。

有一次，一位媽媽帶著國三的兒子來看診，兒子的體重已經站上九字頭，眼看就要破百。他看起來很乖，很聽話，一問之下才知道，他幾乎每天下課後都要補習，回到家通常很晚，一整天吃早中晚三餐，加上下午餓的時候會吃個麵包，補習回到家很晚又再吃點宵夜，一天算起來至少有五餐之多。

「但是他都吃不多。」媽媽說。

對，就是因為感覺不多，所以從來沒有飽，甚至以為沒有吃。

別減肥了，
你需要的是復瘦

「但是如果他吃飽，就怕會越來越胖。」媽媽說。

是的，但是分成五次，加起來並沒有比較少。就像在菜市場買了十件便宜的衣服，也不會變成一件高級套裝，但錢加起來說不定還比較多，這就是少量多餐的陷阱。更何況，有時候根本就是多量多餐。

其實，不只壓力爆棚的中學生，許多工作忙碌的上班族或創業者也是如此，白天被壓得喘不過氣，根本食不知味，三餐隨意打發，甚至只喝個飲料充數。只有當拖著一身疲憊回到家，才能好好放鬆吃一餐，與其說是宵夜，不如說是身心靈的慰藉。

好不容易結束忙碌的一天，都已經累趴了，別說運動，連睡覺都不夠。一到假日或是特殊節慶，更要把握機會用美食好好犒賞自己，對過著這種生活型態的人來說，若要他們節制飲食來控制體重，豈不是硬生生奪走生活之中最重要的補償和慰勞，讓早已債台高築的身心積欠更多債務？

我對一位陷入這種輪迴的女病患說，你知道你是平

日白天先欠債，晚上或假日再償還嗎？

　　她面對我的舉例，驚訝的意識到這個事實，決定白天先停止欠債，每天中午暫停工作，給自己 30 分鐘好好放鬆下來吃一頓午餐，如果必須加班，也先填飽肚子再說。即使真的沒時間吃，也告訴自己，反正身體的庫存很多，不用補也沒關係。

　　就在認知改變之後，她自然而然的戒掉了晚上的宵夜，順利瘦了下來。

少吃的就不必還了，反正多吃的早就生了利息

◆ 生活裡的那一點甜

　　有一次，我在門診問來看減重的女病人：「請問你會不會喝含糖飲料？」她說會。

　　我問她：「那可以不要嗎？」

　　她回答：「可是……難道一點也不行嗎？我每天都需

要那一點甜的。」

（請注意，我只是問她可不可以，她沒有說可以還是不可以，就以為我說一點都不行，有發現嗎？）

於是我問她：「你的生活很苦嗎？」

她愣了一下，彷彿被這句話重擊了。

如果生活沒有很苦，

為什麼需要甜的？

如果生活已經夠甜，

又何必需要甜的？

我曾經問過我兒子，他為什麼可以在一年內瘦下來，減掉將近 10 公斤體重（天地良心，我兒子瘦下來跟我一點關係都沒有，我可沒有逼他幹嘛）。他的回答是，做自己喜歡的事就自然瘦下來了。

我仔細想了他的回答，覺得很有道理。對照我門診的病人後發現，需要減重的人往往是先虧待自己，再用

食物補償，因為苦了自己在先，所以才需要「回甘」。而為了減重節食，感覺自己再度被剝奪生活中的那一點甜，就更苦了。如果不喜歡運動，還逼自己去運動，豈不苦上加苦？瘦不下來或是復胖，也是很合理的結果，不是嗎？

防衛心強一點的人，甚至臉上就寫著，減什麼肥？不管誰都休想剝奪我吃的權利！！

因為吃 = 快樂

因為心很苦，舌才需要甘。

甜 = 舌甘

如果是心甘，

大概就會情願了

◆ 從內而外相信你的飽足

告訴全世界的人，包括你自己，其實你吃得很多、吃得很飽，做得到嗎？

不管你吃多吃少，都告訴自己，我已經吃得很多、很夠，做得到嗎？

　　這是我跟一位體重從 114 公斤上升到 128 公斤的病人提出的要求，很奇怪吧？

　　很多體重過重的病人都會陷入一種困境，就是拚命想要向人證明自己已經吃很少，卻還是瘦不下來。老實說，這樣做只會徒勞無功，而且往往有不好的後果。比方說，對方根本不相信，更糟的是，自己居然相信了。

　　很多事情是這樣，越需要證明，就表示越匱乏（不相信？看看那些用力放閃的伴侶，通常越放閃私下吵得越凶）。另一方面，如果真想有人說句公道話，證明你真的吃得不多，最好的方式就是一直說自己吃很多，對方反而會說，這哪有多啊？

　　人都喜歡證明自己是對的，這總比你一直說自己吃很少，一吃東西就被對方打臉好多了吧？你看那些瘦子不都是說自己吃超多，然後享受別人羨慕自己吃很多又不會胖的目光，而實際上吃多吃少，又有誰在乎呢？

說自己吃很多有許多好處：

1. 你會記起來，真的已經吃了不少，把飽足的感受帶進記憶裡。

2. 飽足的感覺，不論是睡飽、賺飽還是吃飽，反正就是比較爽（如果這輩子注定要當胖子，當然爽點好）。

3. 實際上吃多吃少，跟感覺上吃多吃少，往往不一樣，實際上花比較少的錢，卻在感覺上得到比較大的滿足，這不是很賺嗎？

為了再次強調這件事，請大家試想想，如果你已經一百多公斤，然後一直告訴自己和身邊的人，自己其實吃得很少，你覺得會發生什麼事？

1. 別人會從此叫你多吃一點？

2. 醫生會相信你得了一種呼吸也會胖的病，然後開藥治好你？

3. 別人再也不會因為你胖而叫你減肥，因為你已經吃很少了？

別減肥了，
你需要的是復瘦

以上都不會發生，真的。

從這個社會對肥胖者殘忍的歧視看來，你得到的對待一定會更糟。當你相信自己吃很少，每當多吃的時候，你永遠會以為是在彌補過去少吃。而且當你說自己吃很少，別人更會逼你去運動，如果你不愛運動的話，就會很痛苦。

所以，不如就大方告訴全世界，自己吃得很多、很飽、很滿足。當你少吃的時候，就當作反正之前吃很多，少吃一餐不會影響庫存。如果有人想要請你吃東西，或是那些瘦子自己吃不完要你幫忙的時候，你也可以大方地拒絕。

等到某天你瘦下來的時候，你可以繼續告訴全世界（請大方使用凡爾賽文體搭配優越感語氣），你吃很多，也不知道是怎麼瘦下來的喔！這樣是不是好棒棒？

不管別人信不信，

只要大腦相信就好了

3. 為什麼越運動反而越胖？

◆ 因為你不是在運動，是在預購贖罪券

「醫生，我每天晚上都跳有氧一個小時。」

「你喜歡嗎？」

「不喜歡，但減肥不是應該要運動嗎？」

「你最近體重是增加還是減少？」

「好像增加了。」

「那可以先不要跳了嗎？」

認識我的人都知道我熱愛運動，也常常推廣運動，但是來看我門診的患者也會知道，如果要減重，我都會請對方先不要急著運動。因為沒有先檢查飲食就開始運動，幾乎都會變胖，毫無例外。我並不是說不能運動，我的意思是不要急著運動，要先檢查你跟食物的關係，最好先瘦下來一點，再開始運動也不遲。

關於運動與體重的關聯，從運動生理學到演化觀點，都已有不少相關研究，有興趣的朋友也許可以從赫

曼・龐策（Herman Pontzer）的《燃》（Burn）這本書裡得到更多資訊，但我想要舉出其他隨手可得的證據。

首先，你身邊一定有那種熱愛跑馬拉松或是爬山的朋友吧？他們的運動量那麼大，請問他們的體重是否持續下降，還是其實沒什麼變化？你也許會說，他們雖然運動，但也吃比較多。

是的，因為運動需要吃，如果沒吃，其實就沒有力氣動了。

也就是說，就算一開始運動，確實讓身體多消耗熱量而減掉一些體重，但如果想要持續運動，通常就需要攝取足夠營養才有體力，也才能促進肌肉生長。

你可能辯稱，那瘦下來之後不再運動就好了呀！是的，但是瘦下來之後，如果你沒有跟著減少熱量攝取，請問會不會胖回去呢？

也就是說，不管你有沒有動，是不是都需要少吃？

假如你說，我就是不想少吃，難道光運動不行嗎？

當然可以，所有運動的人都是不想少吃的人，不相

信你去問問看。運動後想要多吃一點的人比比皆是，我自己就是！

運動其實就是讓我們大吃後沒有罪惡感的贖罪券嘛！

最大的問題在於，你平常沒有運動的習慣，現在也許稍微動一下，就以為消耗了很多熱量，立刻用各式各樣理由說服自己，剛運動完好累，多吃點蛋白質長肌肉吧！現在吃的這塊蛋糕，明天去運動一下應該就消耗掉了吧？這種因為運動很累，想要給自己補償的念頭，肯定會讓你不知不覺吃下更多東西，還心安理得，甚至在量體重發現變重的時候，自我安慰說，因為肌肉比較重，我一定有變瘦啦！

總之，如果你想在減肥期間保持運動習慣，絕對沒有問題。就算想要在減肥初期就開始建立運動習慣，也沒有關係（最好健身教練長得夠帥），只要記得保持測量體重的習慣，看到體重增加也不要意外。萬一真心愛上運動的話，我保證你絕對不會在乎那增加的一點點重量。

別減肥了，
你需要的是復瘦

◆ 什麼時候運動最好？

這個問題說難不難，說簡單也不簡單。很多人會問，究竟是晨間運動好，還是夜間運動好？是餐前運動好，還是餐後運動好？是減肥初期運動好，還是後期運動好？

如果問我，我的答案是：都好，不管什麼時候運動，都比不動好——只是要先問，對什麼好？

晨間運動好，還是夜間運動好？

基本上，晨間運動或夜間運動各有好處，對於晨間運動的擁護者來說，夜間運動可能影響睡眠，而且晨間運動比較符合日出而作，日落而息的晝夜節奏。

但是，許多上班族一天之中只有下班後才有機會運動，不得不選擇夜間運動。此時，可以考慮強度比較低的運動，再搭配足夠的緩和運動，如此一來就可以擁有好睡眠，甚至因為身體有足夠活動得以紓壓，讓白天過度使用的大腦獲得休息，進而提升睡眠品質。

為了運動，胖一點又怎樣？
相撲選手如是說

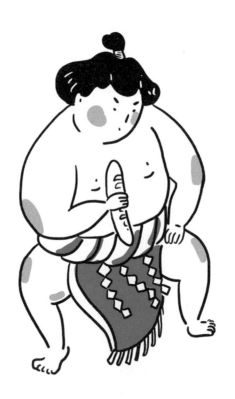

別減肥了，
你需要的是復瘦

一位每天都晨起運動的朋友跟我說，他之所以願意起個大早上班前去健身房，是因為早上花一小時可以換晚上的三小時，他覺得天天去很划算。看到我一臉不解，他進一步解釋，早上的健身房都沒人，不用跟別人搶器材。他的話果然證明了成功的路上並不擁擠，因為堅持的人不多。

餐前運動好，還是餐後運動好？

餐前運動還是餐後運動，要根據運動的目的來決定。一般會認為，餐後不適合運動，容易消化不良。確實，餐後運動可能讓原本集中到腸胃道的血流，分散到四肢肌肉，不利於消化，所以一般不會建議餐後從事激烈運動。但若是餐後進行輕鬆的步行，有研究顯示對於糖尿病患餐後血糖下降有幫助，因為運動會加速血中葡萄糖被攝取，進入肌肉。

而絕大多數主張餐前運動比較好的理由，是根據營養素競爭理論，簡單說，進食後的營養素會選擇進入肌

肉或是脂肪，若是運動完立刻吃，比較容易選擇進到肌肉這條路徑，如果運動後超過兩小時再吃，甚至睡前再吃，這些能量恐怕就要堆到脂肪去儲存了。

如果想要增肌減脂，運動時間挑選在正餐之前，既可以直接補充能量，又不用在運動後額外吃點心，只要記住別以運動完為藉口多吃就行了。

減肥初期運動好，還是後期運動好？

很多想減肥的朋友會參加健身房，作為一種行動宣示，這並沒有不好，但是在減肥初期運動，多半不會有明顯的減重效果。原因我在前面章節已一再提醒，沒有配合飲食管理，運動後極有可能吃得更多。

我比較建議在體重減了5%左右之後，再開始加進運動，一方面身體比較輕盈，另一方面也可以維持肌肉量來預防復胖，更可以從運動獲得自信心，讓減重的路繼續走下去。只要願意搭配飲食和心態調整，不管什麼時候運動，都是很好的。

◆◆◆

　既然什麼時候運動都好，應該要問，什麼時候不要運動比較好？我的回答是，只要不愛，就不要輕易運動；要運動，就選一個愛的。因為運動跟結婚一樣，勉強來的不長久，能長久的都不勉強。

　就減重來說，如果你忙到連睡覺都沒時間，與其花一個小時運動，不如拿這個小時去好好睡覺，因為你欠的睡眠債，常常是用食物在抵償。

　不想少吃，光靠運動就想瘦，別作夢了！

真愛才會讓你說出我願意

4. 為什麼別人越嫌你胖就越不想減

◆ 因為你減的不是肥，是羞愧

不管你喜歡還是不喜歡，承認還是不承認，肥胖是一種會帶來羞愧感的狀態。我第一次明顯覺察到人們普遍認為胖是一件羞愧的事，是在健檢中心工作期間，在那之前，我以為只有我自己覺得丟臉。

當時，我每天都要向前來做健康檢查的客人解釋健檢結果，為了避免自己漏掉必要資訊，我對每位客人都問一模一樣的問題：有沒有不舒服？食慾如何？睡得怎麼樣？排便正常嗎？體重有沒有增加或減少？

有趣的是，只要是發現體重增加的健檢客人，無論我語氣再怎麼親切、客氣、中性、不帶批判，對方都會出現一種心虛的反應，好像做錯事似的，又或者帶著防衛，一副不要叫我減肥的表情。

這種反應讓我很好奇，於是我練習去問更多問題，想要了解人們的心態、認知和行為。普遍來說，人們認

為自制的人比較優秀，放縱是不能自制的一個證據，會反映在體重上。也就是說，能夠控制體重的人往往有一種優越感，而無法克制欲望導致體重增加的人，就會感到羞愧。為了防止羞愧的情緒升起，我們積極減肥，或者，乾脆拒絕承認需要減肥。

仔細想想，瘦子可能並不是做對了什麼，單純只是天生如此而已。而胖子有可能真的只是投錯胎，但是，變胖真的那麼無辜嗎？

心理學上有個專有名詞叫做投射（projection），覺得自己太胖，就把這種評斷投射到醫生身上，以為醫生要批評自己的體重，要求自己減重。為了拒絕承認這種羞愧感，就會表達自己完全沒有減重的意願。投射是一種不成熟的心理防衛機轉，很容易變成用錯誤的方式保護自己。類似的防衛機制還有反向作用，用相反的行為來隱藏自己真正的意圖。

投射也好，反向作用也好，這些反應無可厚非，因為時下確實有許許多多的醫療資訊，不斷傳播健美體型

的好處，警告過重或肥胖帶來的疾病風險，鋪天蓋地的養生焦慮，難以避免造成歧視。好處是讓許多人願意正視肥胖與疾病的關聯，願意進行體重管理；壞處是對體型的敏感，誘發了心理防禦，導致行為改變更加困難。

無數的胖女孩在我的診間落淚，故事幾乎千篇一律。當我直視著她們的眼睛，問她們下列幾個問題：

- **你覺得你對自己好不好？**
- **你知道你不喜歡自己嗎？**
- **嫌棄你的那個人是誰？**
- **為什麼你想要變成別人？**
- **瘦下來的你，有什麼是現在的你得不到的？**

有些人聽到這些問句，防衛瞬間瓦解，看見自己曾經遭受過的羞辱創傷，也開啟了修復的道路。

盔甲厚一點的，防衛機轉還在運作的，通常不會哭，而是拒絕承認自己在乎，好像一在乎體重，自己就

輸了。這種狀況在男性中更加普遍，潛台詞是：「只要我不在乎也不承認，肥胖就不存在，也不會影響我。」這樣固執地捍衛著，有如堅定的錫兵，只要堅持不減肥，就可以拒絕跟肥胖綁在一起的那些負面標籤。假如開始減肥，豈不證明那些嫌你胖的人是對的？那怎麼行！

◆ 你怕的不是胖，是別人的眼光

胖是丟臉的事，為什麼？

胖，跟許多負面觀感產生連結，即使未必是事實，卻已形成刻板印象。已故企業家嚴凱泰說出了一般人對胖子的指控：

你連吃都不能控制，那你還能控制什麼呢？

這句話只說對了一半，無法控制吃，確實是體重增加的原因。但正是因為什麼都控制不了，所以才會想吃，如果其他事情都能不失控，也許反而就不需要吃那麼多了。事實上，臨床上所謂的情緒性飲食，甚至更嚴重的暴食症或厭食症，都跟內心的控制欲高度相關。

而最無法控制的，往往就是他人的目光，那些即使你從 100 公斤瘦到 90 公斤，還是把你當成胖子看待的目光；那些即使你已經瘦到 60 公斤，還希望你怎麼不瘦到 50 公斤的目光。那些永遠不會滿足的目光，那些不是覺得你太瘦就是太胖的目光，那些你以為是別人其實是你自己投射出去的目光，那些永遠覺得不夠好，無法真心欣賞自己的目光。

　　有病人跟我說她很害羞，總是害怕別人的眼光，覺得別人都在看她。我小時候也很害羞，直到我問自己：害怕什麼？羞愧什麼？我真的做錯了什麼事嗎？真的有人在盯著我看嗎？

　　如果始終無法擺脫害羞，不妨看懂一個鐵錚錚的事實：

　　別人的眼光通常都只在看他們自己！

　　不相信？試想想看大合照照片的時候，你是不是先看自己，才沒在管旁邊的人有沒有閉眼睛吧？人都喜歡看自己，往往誤以為別人也在看自己，殊不知，別人看

別減肥了，
你需要的是復瘦

的是他們自己。

如果你辯稱，我都會看別人；其實你看的不是別人，而是別人的笑話。如果你反駁，我才沒那麼無聊到要看別人笑話；那麼，別人顯然也不會那樣做，對嗎？

總之，你會如何，別人也會如何，你不會如何，理論上別人也不會如何。倘若你認為你會，但別人不會，或是你不會，但別人會，那麼你就是雙重標準，而雙重標準的本質，說穿了就是優越感。請問，你有意識到自己的優越感嗎？不管有或沒有，人多多少少要為了優越感吃點苦頭，不然，你幹嘛減肥呢？

話說，人都喜歡看自己的這個本能，如果能好好運用，其實也好處多多呢！比方說，運動賽事都有攝影師在旁捕抓鏡頭，馬拉松跑者跑得死去活來，只要看到賽道旁有攝影機，再累也要跑下去，不求快，只求帥；喜愛攝影的朋友也可以利用這點，拍下帥氣的運動照片，說不定還能賣出去，豈不雙贏？！

前陣子我去參加排球賽，主辦單位光一句「看看影

片裡有沒有拍到你」，就讓我好好的把三分鐘影片看完，而不是只看 30 秒就飄掉。

想想白雪公主的壞皇后，每天對著魔鏡問「誰是世界上最美麗的人」的當下，有在管路人甲的手臂太粗、屁股太大嗎？所以，下次再擔心自己的行為舉止，擔心別人眼光的時候，請記住，反正大多數正常人都只看自己，免驚啦！

<blockquote>沒人會記得你穿什麼衣服，
除非你沒穿衣服</blockquote>

5. 為什麼明知講沒有用，卻還是一直唸

◆ 因為只有你好才代表我好

先來看個故事。

這個媽媽一進診間，就開始說他兒子如何亂吃，如

何講不聽，如何越變越胖，越講越著急，似乎忘了她數落的人，正不發一語的坐在她身旁。

跟絕大多數媽媽一樣，這位媽媽也以望子成龍、望女成鳳的心態，迎接出生時不過三千多公克的寶寶，滿心歡喜看著孩子成長。不知從什麼時候開始，她看著兒子吃東西的感受變了，從擔心到恐懼，從憤怒到挫折，她說她無所不用其極的阻止兒子亂吃，卻徒勞無功。管也不行，不管也不行，她知道過度干涉會讓兒子抗拒，但是又無法眼睜睜看著兒子把自己吃成一個龐然大物，她不知道該怎麼辦，只知道如果不改變，一定會出狀況。別人可以說沒關係，但她不行，因為兒子是她生的，她得負責。

「好，說說你兒子的三個優點。」我聽完她的敘述後，問了這個問題。

她瞪大眼睛看著我，完全沒有預料到我會這樣問。支支吾吾的，她意識到自己早就忘了怎麼欣賞自己的兒子，看不見醜小鴨變成天鵝的可能。

尷尬的沉默沒有持續太久，但足以讓母子之間僵化的情感開始流動，我嗅到一絲改變的氣味，雖然非常稀薄。媽媽說，今天出門前看到下雨，原本猶豫是不是不要來了，但是兒子自己堅持要來看診，我想他是真心想要減肥。

　　我聽見母親的話，兒子也聽見了。

　　「下次自己來，可以嗎？」我轉頭問做兒子的。

　　他點點頭，做出改變的第一個承諾。

　　　　不要嫌棄你的孩子，

　　　　因為孩子不會停止愛你，

　　　　　卻會停止愛自己

◆ 有一種愛叫做恨鐵不成鋼

　　從小就胖的孩子，有時會遭遇來自父母的數落，表面上是關心，為你好，怕你生病，實際上卻有著很暗黑的潛台詞：**你怎麼跟我們都不一樣，一定是你有問題，不**

別減肥了，
你需要的是復瘦

是我，我已經盡力了。誰叫你講不聽，要是聽我的，你早就瘦下來了。我都帶你來看醫生了，再瘦不下來，就不是我的責任了。

仔細看看這些聲音，其實都是父母本身焦慮的投射，當父母認為子女是自己的延伸，就會把標準套到孩子身上。

「你不好就代表我不好，我必須是好的，所以我得把你修好。但是我修不好你，既然不是我的問題，那肯定是你的問題。」

當這些父母被指出太過干涉子女，幾乎都會不約而同的說，我現在都不管他了。言下之意，就算以前有管，現在也已經不管，如果現在還胖，絕對不是我管太多害的。

我必須說，沒有人喜歡被質疑，尤其當自己已經盡心盡力，好說歹說、威脅利誘，用盡所有方法希望自己的孩子能夠健康。要是意識到由於自己過度干涉，反而降低孩子的減重意願，有些父母乾脆放棄不管，直接撒

清，只是心中難免還是有「我到底該怎麼做才能讓他瘦下來」的無助吶喊。

恨鐵不成鋼的父母，容易養出自尊低落的孩子，或是自尊不穩定，用叛逆行為來回應父母。父母如果不知保持界線，不懂就事論事，即使子女已經成年，還是一直以健康名義干涉他們的自主，形成子女的習得性無助感，變成沒有自信，缺乏行動意願的病態肥胖成人，非常難以治療，有些人即使體重已經符合父母的期望，也仍舊無法自我接納。

有一位父親在看懂自己的善意提醒，可能影響孩子改變的意願後，主動自我約束，停止說教。一開始真的很困難，但是隨著他的改變，孩子慢慢開始學習為自己的行為負責，雙方之間因為控制權而產生的張力大大緩解，關係也獲得改善。

只要願意改變，什麼時候開始都不嫌晚。

別減肥了，
你需要的是復瘦

欣賞你的孩子，

他才會欣賞自己，

也被世界欣賞。

就算孩子不符合期望，

也不代表自己是失職的家長

6. 為什麼要設定明知做不到的目標？

◆ 因為完美不存在，就可以確保失敗

「你希望體重多少？」這是我最常在診間問的問題。

我在上一本書《幸福瘦》裡提過，55 公斤是瘦子國的門票，當然有人心目中想要的是 65，有些人想要的是 48，不管那個數字距離現在的體重有多遠，都似乎暗示了：如果這個終極目標能達成，人生就完美了。

還記得前面說過來許願的女孩嗎？你可能覺得奇怪，明明想要減肥，幹嘛設立一個幾乎達不到的目標？

這背後其實是完美主義在作怪，目的是確保不會成功。

「反正我再怎麼努力也達不到，就算現在直接放棄，也沒有差別吧！」

這就是躲在後面的思維，也是一種心理防衛機制，潛台詞就是：「不是我不努力，是我想要的目標太難了。」在這個認知底下，會衍生許多想法和相對應的行為，就像一顆認知的種子在土裡生了根，長出枝葉茂盛的大樹，只是不停掃著樹上掉下來的落葉，是徒勞無功的。

◆ **完美主義的陷阱，達不到乾脆不要開始**

來看看這段對話。

體重 116 公斤的 50 歲女子來看診，我問她為什麼想減重，她說：「這樣不是會比較健康嗎？」

我問她希望體重多少？她想了想說：「至少也先減到 65 吧？」

「為什麼是 65 呢？」我問。

「根據我的身高，這樣不是才正常嗎？」她的表情好

像在說，我問這些問題才是莫名其妙。

「你最後一次 65 是什麼時候？」我問。

「不記得了，應該很久以前吧！」她說，「我年輕的時候才 58。」

我幫她驗了血，一週後回診看報告，內分泌功能正常，血糖有點偏高，有空腹血糖異常和胰島素阻抗，但還沒有糖尿病。我又再問了一次，她為什麼想減重，因為如果是為了健康，只需要減 7％，加上每週運動 150 分鐘，就足以預防糖尿病。我以為我提出的目標比她原本設定的簡單多了，只要稍微控制飲食，多動動，要達成相對容易，理論上她會欣然接受。

沒想到她說：「可是醫生，我少吃會餓，而且我走路膝蓋會痛。」

看著這位宣稱想要「至少」瘦到 65 公斤，也就是要減去超過 40％ 體重的女子，毫不猶豫的拒絕了比較簡單的階段目標，我驚訝不已。

完美主義者很容易出現全有全無的思維，要做就做

到最好，不然不要做。

適應良好的完美主義者可以是成功人士、人生勝利組，透過精益求精的精神，追求完美近乎苛求，可惜即使已經擁有眾人艷羨的目光，還是會覺得不夠好，注定活在失望之中。至於適應不良的完美主義者，有可能過著一團糟的生活，因為非黑即白，90 分跟 0 分一樣，都不是 100 分，既然達不到，乾脆不要做。或是要做就要最好，永遠在準備之中，非要有成功把握才開始，於是一直拖延。適應不良的完美主義者很容易合併嚴重拖延症，萬事俱備的明天永遠不會到來。

對於完美主義者來說，100 公斤的胖子努力挨餓加運動，減了 10 公斤，還是個 90 公斤的胖子，就算累死也只是個死胖子，還不如重新投胎，下輩子做個完美的人。

◆ **我那麼不完美，怎麼可能是完美主義？**

你有完美主義嗎？才沒有，我一點都不完美。很多完美主義者面對這個問題，都會下意識這樣回答。

別減肥了，
你需要的是復瘦

身為一個完美主義者，我很清楚我們這些人是如何用苛刻的眼光自我批判，正因為腦中有著完美的框架，才會見到各種的不完美。反倒是那些把「perfect」當成口頭禪的人，動不動就驚呼：「太完美了！」這些人肯定不是正港完美主義者，充其量只能說是剛剛好的完美主義者。

Perfect is the enemy of the good.

　　完美主義是兩面刃，一方面讓我們追求完美，達到更高的標準。另一方面卻讓我們用放大鏡看著自己的缺點，永遠不滿意，也無法收下別人真心的讚美。

　　如果你跟我一樣，很想擺脫完美主義的詛咒，不如試著在生活上給出讚美吧！或者，當有人讚美你，嚥下你想說出口的反駁，直接回答一句「謝謝」。欣賞缺陷之美並不會讓我們從此將就，得過且過，而是讓我們在講究之中，多一分包容。就像我很喜歡的台北愛樂電台台呼：「沒有人完美，我們只有 99.7。」

夠好就好，完成比完美重要

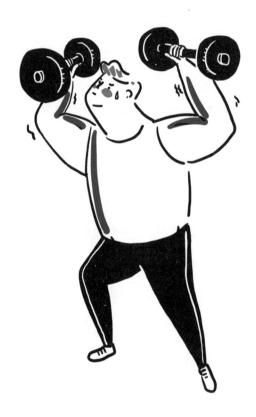

別減肥了，
你需要的是復瘦

7. 為什麼明明剛吃，卻覺得好餓？

◆ 因為你不是餓，是焦慮

所有的餓，都是一種焦慮。

「醫生，可是我真的會餓。」

「對，我知道。但是所有的餓，本質都是焦慮。」

焦慮，是一種對未來的恐懼，會產生現在馬上非做些什麼不可的急迫感。

餓，就是一種這樣的感覺，現在馬上非吃不可，否則就會……

等等，否則就會……怎麼樣？如果你仔細想想，其實並不會怎麼樣。就算餓昏了，也死不了，更何況不是才剛吃過嗎？

除了有低血糖的狀況（相信我，一般人真的不會那麼容易低血糖），餐跟餐中間餓一下，很快就會沒事。如果真的有餓到昏倒的經驗，一定要來看新陳代謝科，好好查清楚。

從演化上來說，我們的老祖宗缺乏食物，立刻出發去覓食還未必有得吃，所以有很多對抗低血糖的荷爾蒙隨時備戰：升糖素、腎上腺素、正腎上腺素、腎上腺皮質醇、生長激素等等，前仆後繼出現來對抗唯一會讓血糖降低的荷爾蒙，也就是胰島素。這些對抗胰島素的反向調節荷爾蒙，有很多是所謂的壓力荷爾蒙，也是在危險來臨時保護我們，讓我們產生焦慮感的荷爾蒙。

　　正常狀況下，只要有水喝，健康的人餓個三天絕對沒問題。這不是隨口說說，我們內分泌科醫師要診斷有沒有胰島素瘤，就是安排 72 小時禁食試驗，讓患者住院三天，打生理食鹽水，可以喝水但完全不能進食。如果三天內出現血糖低到 45mg/dl 以下，就表示體內有不正常的胰島素分泌。72 小時都沒有誘發低血糖，就可以排除胰島素瘤的診斷。[1]

　　現代人隨便就能到便利商店買到吃的，根本餓不

1.　胰島素瘤是一種罕見的內分泌疾病，患者的胰臟長了良性瘤，不定期分泌胰島素，就好像有人不定期在患者身上打胰島素一樣，會導致突發性的嚴重低血糖。

別減肥了，
你需要的是復瘦

死。明明才吃過不久，卻覺得好餓，背後的生理機制有點複雜，牽涉到胰島素訊號和其他荷爾蒙的作用。甚至有不少人在減肥而少吃澱粉的初期，會有餓到發抖、差點暈倒的感覺，因為原本在肥胖狀態下，如果合併胰島素阻抗，體內的胰島素會代償性的增加來因應，當飲食發生改變，胰島素分泌相對過多，血糖快速下降，對抗胰島素的反向調節荷爾蒙也相應增加，迫使你吃回平常習慣的食量。

總之，這就是一種焦慮，一種維持生存所必須的焦慮，一種避免改變而產生的焦慮。

因為飢餓的時候，體內交感神經和腎上腺分泌的各種荷爾蒙，跟危險來臨時分泌的壓力荷爾蒙，是一模一樣的。

◆ 你是餓了還是累了？

雖然所有的餓都是一種焦慮，但未必所有的焦慮都是餓。不過，很多人不管焦慮的原因是什麼，一律都當

作餓來處理，而處理的方式當然就是吃。用吃來處理焦慮，非常非常有效，就跟娃娃哭了只要給他喝奶就行一樣，只可惜這個方法有個難以避免的副作用，那就是胖。

那麼，該如何正確回應焦慮？方法跟帶小孩很像，想像一下，有個小寶寶莫名其妙大哭，你可能手忙腳亂，不知所措，此時有經驗的媽媽出現了，把孩子輕輕抱起來，摸摸尿布有沒有濕，把安撫奶嘴放回嘴裡，輕聲問孩子，是餓了還是累了。

如果你沒有帶孩子的經驗，也可以想像一場暴雨，如果你毫無準備，可能當場被淋濕，咒罵著雨怎麼下不停。要是有準備，你就可以從包包裡拿出雨傘。當焦慮來襲也一樣，你有自己的保護傘，不一定要用食物把胃塞滿。

你可能會問，那餓的時候怎麼辦？

先確認有沒有低血糖的問題，如果沒有，很簡單，捏捏腰間的肥肉，告訴自己：「別怕，庫存還很多。」

回想上一餐或上上一餐，明明吃很飽，再想想下一餐，也很快就到了。反正米缸裡不缺米，感覺很安全，

自然就不會焦慮，也不必怕餓囉！

8. 為什麼重複做一樣的事，
卻期望不同的結果？

◆ **因為問錯問題，所以搞錯方向**

女孩問男孩：「你會不會覺得我很胖？」

男孩回答：「不會啊！」

女孩追問：「真的嗎？可是我想要瘦一點。」

男孩說：「那不然你要不要看這本《幸福瘦》？」

女孩怒了：「你果然覺得我很胖！」

轉頭去買一杯手搖飲，心想我不吃飯，減肥總行了

吧？！

你認為女孩想要減肥，還是並沒有呢？

◆◆◆

另一個女孩問另一個男孩：「你會不會太胖了啊？」

男孩回答：「不會啊！」

女孩說：「可是你已經比我認識你的時候胖很多了耶！我怕你以後會跟你爸一樣得糖尿病……（以下省略三千字）。」

男孩說：「好啦好啦！我找時間運動。」

女孩不放棄的問：「那不然你要不要看這本《幸福瘦》？」

男孩煩了：「好啦好啦！不要再說了。」

轉頭去買一杯手搖飲，心想我不吃飯，減肥總行了吧？！

你認為男孩會去運動，還是不會呢？

◆ ◆ ◆

「就只是手搖飲而已，我只是偶爾喝一下。」病人說。

每次在門診遇到喜歡喝含糖飲料的年輕人，我都會問一句：「你有沒有分過手？」

別減肥了，
你需要的是復瘦

某次，我這麼問一位女孩，她露出詫異的表情說：「有吧！」

　　我繼續問：「那你是屬於分手還會連絡的，還是分手就封鎖的？」

　　她說：「看情形。」

　　她說她曾經愛上一個渣男，想分卻分不了。

　　「你知道含糖飲料就跟渣男一樣嗎？」我說。

　　她眼睛瞪得大大的，很吃驚，隨即就大笑了起來。

　　「明知有害卻還是離不開，這跟渣男不是一樣嗎？」我說。

　　「所以，你可以跟含糖飲料分手了嗎？」

　　選擇健康飲食，就跟找個忠厚老實的男人結婚一樣，也許有點無聊，但總比要渣男定下來容易點。這個比喻讓女孩瞬間明白，她為什麼老是瘦不下來，也老是找不到結婚對象。雖然單身也沒什麼不好，但總要想清楚，一切都是自己的選擇，不是嗎？

　　「醫生，我會跟渣男分手的。」說完，她就離開了，

再也沒有回來找我減重。

不知道她是幸福了，還是瘦了。

◆ 真正該問的四個問題

我在門診遇過各式各樣的個案，也問過各式各樣的問題，不過面對減重，你真正該問的是以下四個問題：

1. 我真的太胖嗎？

2. 是我自己覺得胖，還是別人覺得我胖？

3. 如果覺得瘦一點好，那麼好處是什麼？

4. 變瘦的好處值得我付出什麼代價？

簡單說，我們身上的每一寸肉，都是交易所得：我們用金錢購買食物，吃下肚去產生能量，多餘的能量轉成脂肪儲存，成為某種能量帳戶供未來活動時使用。其中不少活動是用來換取金錢的工作，消耗掉的能量重新被金錢購買的食物補充，這個循環究竟是在何時打破了平衡？是不是因為金錢能買的食物變多，而工作耗費的

能量減少呢？

等一等，如果光是如此，富人應該都比窮人胖，為什麼研究顯示越是貧窮的區域，肥胖盛行率越高呢？

思考一下減重的邏輯，這是另一種交易，用金錢購買減肥藥物或是運動療程，使用後抑制食慾或增加活動量，減少能量帳戶裡的庫存，直到身上的脂肪回到合理的量，我們又重新回到用金錢購買食物的平衡循環。

這麼說來，難不成是富人能靠金錢實行減肥？腦中浮現特斯拉執行長伊隆·馬斯克（Elon Musk）和瘦瘦筆，我們彷彿想通了什麼。

回頭看看歷史，確實古時候的窮人比較瘦，富人比較胖，胖在當時是一種有錢的象徵，沒有必要減肥。直到食物的取得成本大幅降低，人類社會有了結構性的變化，落在貧窮線下的人可以被社會福利照顧，所謂的貧窮只是相對於富裕，再沒錢都不至於三餐不繼，食物早就不再只是用來充飢，而有了各種廣泛的意涵，滿足各式各樣的欲望。這些為了滿足欲望產生的交易所得，就

實實在在占據了我們的身體，不離不棄——除非，想要變瘦的欲望遠大過美食帶來的種種滿足。

這是一場交易，姑且不論公不公平，你願意交易嗎？

你願意為了美食，放棄復瘦嗎？

你願意為了復瘦，放棄美食嗎？

你願意為了既享受美食又不變胖，瘋狂的運動嗎？

你願意跟含糖飲料和甜食從此分手嗎？

你願意為了跟甜食永不分開，心甘情願當個胖子嗎？

你願意為了復瘦，花錢買藥，甚至不惜手術嗎？

你願意為了有錢可以同時吃美食又花錢打減肥針，成為被別人羨慕的人，而犧牲一切打拚賺錢嗎？

魔鬼梅菲斯特就站在浮士德的面前露出微笑，你願意出賣靈魂嗎？

> 受得了就瘦不了，
> 受不了就瘦得了

別減肥了，
你需要的是復瘦

9. 為什麼明明不餓，卻會嘴饞？

◆ 因為你是渣男（咦？）

先說在前面，我個人對渣男渣女沒有任何批判的意見，嘴饞偷吃也是人的一種本能，就跟好逸惡勞一樣，我們都只是凡人而已。

如果你覺得這樣說太難接受，我們可以請出希臘諸神中最有名的渣男宙斯，明明元配赫拉天姿絕色，宙斯偏要到處拈花惹草，搞出一堆情史。所謂妻不如妾，妾不如偷，這都是因為貪婪加上僥倖心理，挑戰禁忌的快感，才是宙斯樂此不疲的原因，如果宙斯可以像古代中國皇帝，有後宮嬪妃任意挑選，說不定他反而意興闌珊。

先有禁忌，才有嘴饞。

先有元配，才有小三。

沒有婚戒，哪來渣男？

行為心理學中著名的白熊效應，正說明了這一點。在實驗中，受試者一旦被要求絕對不能想到白熊，就無

法克制地想著白熊了。越是告訴自己要減肥，所以不能吃宵夜，越是滿腦子想著鹽酥雞。

◆ 少量多餐錯了嗎？

沒有什麼對錯，有些人少量多餐並沒有變胖，有些人少量多餐體重卻節節上升，發生了什麼事？反過來說，有人一天只吃一餐，越吃越胖，也有人一天三餐，卻越吃越瘦，我每天聽著病人的疑惑，不禁好奇，你們所謂的餐，是一樣的嗎？

有一次，我對一位只吃一餐的病人解釋，假如男生一天的基礎代謝率是 1400 大卡，一天一餐，一餐吃 1400 大卡，和一天兩餐各吃 700 大卡，一樣嗎？他這才明白，一天只吃一餐的他，因為餓了一整天，一吃可能就是 2000 大卡，甚至更多，並沒有比分成兩餐或三餐的人少吃。反而因為認為自己只吃一次正餐，把其他嘴饞時吃的點心都忽略不計了——反正只是逢場作戲？

◆ 滿足才是嘴饞的剋星

大部分的嘴饞來自不滿足，總想要更多一點，這跟腦內多巴胺系統有很大的關聯。在行為實驗中，當老鼠會不定期獲得獎賞，時有時無，時多時少，便會發了瘋似的壓桿，只求獲得不知何時才降臨的食物。如果老鼠每次壓桿都能如預期的獲得食物，反而能安心去做別的事。

如果正餐都能超乎預期的飽足，點心是否就失去了吸引力？還是說，只要是非正餐，任何點心都會讓人感到更滿足？

不論是點心還是正餐，專注仔細的品嘗，讓大腦獲得滿滿的多巴胺，我們也許就能讓食物創造最大程度的幸福感，正餐滿足了就少吃點心，點心滿足了就少吃正餐。就算胖了，至少也是心甘情願，心滿意足。

想偷吃，

先確定它值得，

因為瑞凡，

一旦吃了就回不去了

10. 為什麼越努力，就越瘦不下來？

◆ **因為你總是在怒吃**

如果說，餓往往是一種焦慮，那麼吃常常就是一種憤怒。

開心的吃和怒吃，是兩種不一樣的狀況。怒吃是一種發洩，報復性或是壓抑性的吃，如果不用食物把怒氣壓下去，恐怕就要爆發了的那種吃。

你可能會說，我沒有啊！

仔細想想，當你看到比你瘦的人吃得比你還多，你怒不怒？

當你運動了半天，體重卻紋風不動，你怒不怒？

當你都快餓昏了，卻瘦不到一公斤，你怒不怒？

當你隨便多吃幾口，就又胖了，你怒不怒？

當你一開口吃，就被人嫌胖，你怒不怒？

別人一看見你，就問你有沒有在運動，你怒不怒？

看見那些瘦子從來不用辛辛苦苦減肥，你怒不怒？

每天累得跟狗一樣，還賺不到幾個錢，你怒不怒？

忙得要死還沒人幫忙，你怒不怒？

老公（婆）不貼心，小孩不聽話，你怒不怒？

老闆不加薪，天天在加班，你怒不怒？

公司不賺錢，員工耍脾氣，你怒不怒？

想要這樣，事情偏偏變成那樣，你怒不怒？

吃吧吃吧！滿腔的怒氣就在食物下肚時被舒緩了，心靈被安慰了，世界上所有的不公平都暫時忘卻了。

吃吧吃吧！吃完就開心了啊！

所以，別裝了，咱們都不想減肥的。

來看看一個關於憤怒的故事。40 多歲女性，體重三

位數，求診原因是媽媽有糖尿病，也是我的病人，媽媽請她來看一下。

我照例問了從 20 歲起的體重變化。

30 歲前平均每年增加 2 公斤，30 歲後平均每年增加 1 公斤，五年前曾經減重 10 公斤，現在又復胖。我問她這幾個階段的生活有哪些不同，她告訴我，自從 30 歲從家裡搬出去住後，比較沒人管，就吃比較多。我請她仔細回顧，其實住家裡時胖的速度更快。她很驚訝的發現，自以為吃得比較多的那幾年，體重增加的速度反而沒那麼快。

難道是憤怒讓體重快速增加？

原來她八歲時父母離異，她跟母親生活，但性格比較像父親的她，常常與母親發生口角。憤怒不知不覺以食物為寄託，一股腦吃進肚裡。父親一年前過世了，說著說著，她開始哽咽，遺憾自己沒有機會再跟父親相處。

我沒有說什麼，只是靜靜聽，最後我告訴她，悲傷也是一種憤怒的變形，當憤怒指向自己時，就成了挫敗。把這些躲藏在脂肪中的憤怒與挫敗，從身體釋放出

別減肥了，
你需要的是復瘦

來，療癒才會隨著改變發生。

她慢慢擦乾了眼淚，我彷彿看見那個八歲的小女孩⋯。

◆ 飽了才有力氣減肥

不少經過營養師指導的病人會發現，在好好認識食物後，吃東西反而容易有飽足感。他們告訴我，原來以前不懂，減肥只知道餓肚子，餓到受不了又選一些空有熱量、沒有營養的食物。當真正學會分辨食物種類、分量和營養素，才知道自己根本不是吃太多，而是吃不夠，吃好吃滿反而瘦了下來。

有一位使用腸泌素的病人回來跟我說，原來吃飽是這種感覺。[2] 她說以前她以為那些瘦巴巴的女生，才吃那麼一點點就宣稱自己飽了，只是假掰，裝模作樣，哪有

---

2. 腸泌素，顧名思義，即腸道分泌的荷爾蒙，具有間接調控血糖的作用。腸泌素藥物被用來治療糖尿病，主要作用是抑制胃排空，在高血糖時刺激胰島素分泌，同時會抑制食慾，所以也用來治療肥胖。由於是注射使用，俗稱「瘦瘦筆」。

人吃那麼一點點就飽的。直到打了腸泌素後才知道，原來是她的飽食中樞不知道出於什麼原因，竟然故障了。

研究肥胖病理機制的科學家發現，肥胖者大腦中的飽足訊號出了問題。沒有飽足感就像煞車失靈一樣，而使用腸泌素治療後，那個無底洞般的胃，一夕之間成了小鳥胃，位在下視丘的飽食中樞可以終止進食的動作，甚至讓你把吃下去的多餘食物通通吐出來。

不只吃飽，其實睡飽一樣重要。研究發現，缺乏睡眠會讓受試者在隔天多吃 300 大卡熱量，相當於一碗白飯之多。肥胖的流行病學也顯示，隨著睡眠時間縮短，肥胖盛行率也跟著提升，即使不是因果關係，也高度相關。夜間照明設備間接助長了現代人的肥胖，發明電燈的愛迪生，恐怕也始料未及吧！

還在努力熬夜趕報告嗎？我怕胖，先去睡囉！

◆ 做喜歡的事就會瘦下來

體重曾經高達 184 公斤的一位大哥，第一次來看診

別減肥了，
你需要的是復瘦

時坐著輪椅，他跟我說，他胖到連醫生都拒絕幫他開減肥手術。我看見他在減重路上的憤怒與挫折，問他為什麼想減肥，他說，都 60 幾歲了，要做最後一次努力，瘦下來騎上夢想中的重機。

感謝他的信任與努力，在藥物輔助下，他真的瘦下來，狠狠甩掉 60 公斤，減到 120 公斤，原本服用治療糖尿病的胰島素劑量大幅減少。他也真的騎上帥氣的重機到處玩，之後就沒有再回診，反倒成了我的臉書朋友，常常看到爽朗豪氣的他在臉書上貼笑話，多年來熱心經營新店厝邊的社群。

某日突然得知他走了，既震驚又不捨，真的很想謝謝他，把自己活得精彩又盡興，祝福他一路好走。

對我來說，寫一本叫人減重的書是有點奇怪的。因為從小到大，我本人並沒有什麼減重的神奇勵志故事，到現在我也不會稱自己是瘦子，只能說不算胖而已。

小時候，我曾被班上同學叫「馬肥」，馬肥這個胖胖的小女孩，在國小四年級加入排球校隊後，就愛上打排

球，一路打了很多年。即將滿 50 歲的我，確實在成年以後始終維持著差異不大的體重，若要深究原因，恐怕要歸功於學生時代愛上打排球，和工作之後愛上滑雪吧！

即使從事新陳代謝科醫生的工作，幫助病人減重，我自己的飲食習慣也沒什麼特殊，如果不是特別好吃或非吃不可，我通常不會隨便把額度用在正餐以外的食物上。此外，我會盡量做自己喜歡的事，包括研究來求診的各種有趣個案，而寫作，剛好也是我喜歡的事之一。

正在閱讀這本書的你，喜歡些什麼呢？

做喜歡的事就會瘦下來，

就算沒有瘦很多，

至少正在做喜歡的事

第 5 章

體重走勢的
6 種型態

讀到這裡還沒把這本書送人，顯然我們已經篩選出想要減重的你，就讓我們繼續下去吧！

　　對每一位來就診看體重的病人，我都會問以下幾個問題：

1. 20 歲時體重多少？（年紀小於 20 歲就往前問 5 年）

2. 人生最重的時候體重多少？那時候幾歲？

3. 人生最輕的時候多少？那時候幾歲？（除了一位可愛的朋友回答出生時 3 公斤之外，一般人都會回答成年以後的體重）

4. 現在體重多少？

5. 如果一切沒改變，之後的體重可能是多少？

6. 體重下降和上升期間，生活上有哪些不一樣？

　　我在診間詢問體重的時候，發現有一種人無法分辨事實與觀點，回答每個階段的體重數字時，都會同時給出一個解釋體重的原因。在這裡要強調，體重數字是中性的，體重的增減也是中性的，不需要刻意賦予對錯，

有些行為會讓體重增加，有些行為會讓體重下降，據實以告，沒人會說你做錯了什麼，純粹是要了解事實，如此而已。

正常情況下，體重會自帶剎車，畢竟身體作為一個精密不過的儀器，如果動不動就有大幅度變化，例如體重增加一倍，相對應的器官也會承受許多負擔。（同一顆心臟，同樣的膝蓋，要承擔兩倍重量是不是很不合理？）因此，5%以內的體重波動或許頻繁，過個年大吃幾頓會胖一點，但稍微少吃一點就瘦回來，正常情況下真的不太需要刻意做什麼，體重就會維持在一個穩定狀態。

從這個角度來看，那些體重節節上升的人，或是短期內大幅增加的人，往往是剎車失靈。事實上，體重急速下降，也是一種剎車失靈。

剎車可以是感覺（飽或餓），也可以是行動（吃或運動），或是代謝狀態（消耗或合成）。行為可以來自認知，來自環境，也可以來自生理訊號。要控制體重，必然先修理故障失靈的剎車，否則，復胖也只是剛好而已。

舉個真實案例，某日診間來了一位初診病人，20 歲男性，媽媽帶來的。身高 174 公分，體重 148 公斤，問體重史的回答如下，我把數字寫在紙上：

15 歲 60 公斤

17 歲 80 公斤

19 歲 100 公斤

20 歲 148 公斤

　　我問他知不知道如果不做出改變，21 歲體重會變多少？他看著紙條倒抽一口氣，一週後回診，就自動降了 2 公斤，我什麼都還沒做呢！改變果然從覺察開始。

　　在我問了無數患者的體重變化後，歸納出一些觀察，體重走勢大約可分成六種型態：

✓ 緩步上升型

✓ 漲跌互見型

✓ 短線拉高型

✓ 跌深反彈型

✓ 真空失憶型

✓ 綜合型

不管是哪一種型態，都要問自己，假如接下來不做任何改變，未來體重會有什麼變化？

關於體重變化的預測，反過來說也許比較好理解。很多人都有減重經驗，快的時候可能一週就掉 1 公斤，假如體重真如數學題的外插法，照這個速度，一個月就會掉 4 公斤，一年 52 週就掉 52 公斤，有可能嗎？如果真是這樣，地球上早就沒有人類了。

體重並不是數學題，變化也往往不是加減乘除這麼簡單，因為生理有很多機制試圖維持恆定，而且有可能體重胖到一定程度，糖尿病就出現了。

總之，多吃會胖，少吃會瘦，這是正常的。如果再怎麼吃都不會胖，這種令人夢寐以求的事，會不會才該令人擔心呢？

醫生，我以前怎麼吃都不會胖！

那你現在不就胖了嗎？醒醒吧！

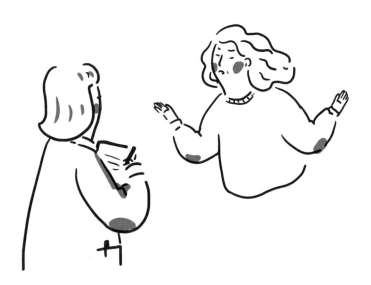

別減肥了，
你需要的是復瘦

體重六大走勢分析

◆ 緩步上升型

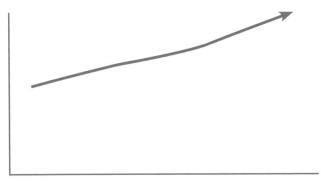

緩步上升型

　　這種類型的人以男性居多，也常見於中年女性，他們過去可能很少想到減重問題，來看診的時候體重已經達到人生最高峰。因為體重變化的速度很緩慢，可能一年一兩公斤左右，有點像溫水煮青蛙一樣不知不覺，往往人到中年發現健檢報告上出現紅字，三高問題悄悄上

身，才到門診來看病。

這種類型是我門診裡最常見的類型，也是糖尿病的高風險群，不少人甚至是先被診斷出糖尿病，一問年輕時的體重，才驚覺 50 歲的自己比 20 歲時增加了 30 公斤之多。女性的話，有些人是隨著每次懷孕就增重一些，逐步來到人生體重的高峰。

對於此類型，減重目標不應該是重回年輕時的體重，畢竟這類型人多半年紀不輕，女性也已來到更年期前後，體重管理目標應該偏向預防或治療慢性病。建議改變生活型態，先讓體重降低 5 ～ 10％左右，然後維持不增加就好。

雖說青春小鳥一去不回頭，這類型有一個優勢：即使平常沒有運動習慣，骨骼因為長期適應逐步增加的體重負荷，反而比較不容易骨質疏鬆。

一般來說，這類人過去比較少減重經驗，一開始減重多半效果不錯，不過因為舊習難改，還是容易故態復萌。只要能調整好習慣，要長期維持體重並不難，但要

大幅降低體重的機會不高。針對這類型，治療重點會放在檢查有哪些不知不覺的習慣，有意識地加以改變。

◆ 漲跌互見型

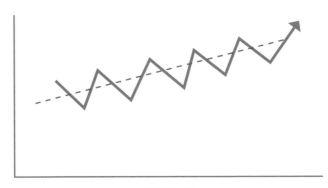

漲跌互見型

這種類型就是典型的溜溜球效應，也是很常見的類型，多半是一輩子都在跟體重搏鬥的女性，很多人有豐富的減重經驗，但未必真的過胖。問起體重，不是在增加中就是減少中，幾乎沒有一個體重數字可以維持超過兩年以上，也因為長期處在節食與復胖的循環，這類人

很習慣忽視身體的訊號或逼迫自己，有些人會有暴食行為，合併憂鬱或焦慮問題也很常見。

這類人有不少是完美主義者，相當注重外表，但未必是適應良好的完美主義，多半有自我厭惡的課題，對於體型往往有一種執念——有些人是青少女時期體重過重，心中嚮往某種體型；有些是內心渴望回到少女時代，終其一生都想要一個心目中理想的體重，但永遠無法滿足。即使短暫達標，也會因為過度壓抑而回彈，有些人即使已經在體重的低點，還是想要更瘦，彷彿夸父追日一般，沒有終點。

這類型的治療目標，是建立內在穩定的自尊和維持體重恆定，通常要一併處理情緒或認知問題，才會有比較好的療效。這類人若沒有覺察內在的心理課題，一味追求減重，很容易花大錢嘗試各種快速瘦身的極端治療，導致體重上上下下，生理的恆定機制因而遭到破壞，以至於減重一次比一次困難。

別減肥了，
你需要的是復瘦

◆ 短線拉高型

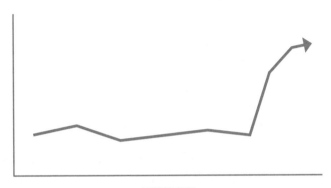

短線拉高型

　　這種類型多半見於生活型態發生轉變的階段，比方說準備考試的學生、剛出社會的年輕人、研究生、創業者，或是出國進修、結婚、懷孕生產、轉職進入新領域、退休等等。體重上升的速度多半飛快，過去可能長期維持體重在5％以內波動，但短短一兩年內就增加超過20％，甚至更多，覺察以後雖然沒有繼續直線上升，但也回不到原本的體重。

　　這類型跟壓力有很大的關係，往往在體重暴增期

間，自己是渾然不覺的，因為注意力被其他事物占據，可能有食物成癮的行為，比方說吃高熱量零食、宵夜或是含糖飲料。除了工作勞累壓力大，很多人也有晚睡的習慣，有些女性也會伴隨經期異常。

這類型的人習慣用食物來犒賞自己，很多人小時候是瘦瘦的，甚至對自己的印象還停留在都吃不胖，對體重突然之間暴增感到困惑，以為自己生病，所以往往跑來門診是為了想看看有沒有內分泌失調。

由於體重是在短時間內增加，也比較容易有身體不適，感覺水腫、容易喘、不舒服等等，有些人也反應生活壓力大，治療上要先確認是否有代謝內分泌疾病，然後從練習用食物以外的紓壓方式開始慢慢調整。

因為體重是在短期內上升，要快速回到發胖前也相對容易些，問題在於找出發胖的飲食模式，避免一遇到壓力就大吃大喝，把注意力從外界拉回自己身上，避免對自己身體的無情壓榨。

◆ 跌深反彈型

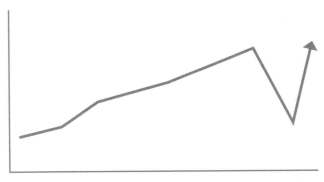

跌深反彈型

　　這就是所謂的復胖，這類人通常有過一次非常成功的減重，很有可能是意識到自己發胖，奮發圖強來個魔鬼訓練式的速成減重，短短幾個月就達標，說不定還拿了個比賽冠軍。但體重在谷底維持了一小段時間後，就開始反彈上升。

　　跌深反彈型的人多半有一種感覺，明明吃得沒有減重以前多，甚至算滿少的，身體卻像吸空氣也會胖似的，體重不斷增加。雖然明知如果再像之前那樣努力減

重，也許可以停止復胖，但是之前減重伴隨的痛苦，讓自己不想再重新經歷一次，於是就在一次次跟食慾的拔河與妥協下，體重漸漸回到減重以前，甚至比之前更重。

這類型以男性比例較高，女性也有，不過女性多半復胖後會繼續努力減重。相較於漲跌互見型的人偏向以節食或藥物來減肥，跌深反彈型的人除了節食之外，往往也搭配大量運動，這類人多半自尊心比較強，競爭意識高，目標導向，要做就要成功，不然寧可不做。復胖時會有點抗拒事實，有點像跌落王座的國王，為了捍衛自尊，甚至會宣稱自己只是想變健康，並不是真的要減重。

這類型的人也可能進入下一個溜溜球循環，嘗試更加極端的減重，也可能從此放飛自我。就臨床上來說，只要協助這類人找到維持體重的真正動機，他們與生俱來的行動力就會往正確方向前進。值得注意的是，在重新嘗試減重時，最好中間能有停滯期，減了一些後先讓身體適應新的體重，再慢慢往下。很多人不喜歡停滯

別減肥了，
你需要的是復瘦

期，但停滯期的體重可以作為體重反彈復胖時的剎車，否則前功盡棄的挫折感，反而容易讓人一蹶不振。

有些跌深反彈型的人並非自願減重，而是受一些事件刺激，比方說失戀、生病等等，一下子瘦很多，之後又復胖，我們可以視為身體在重設或適應，若確認沒有其他內分泌異常，一段時間後體重就會趨於穩定。

◆ **真空失憶型**

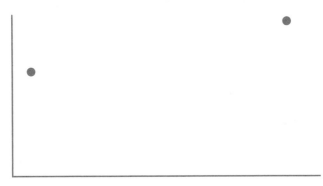

真空失憶型

這類人幾乎沒有量體重的習慣，甚至家中沒有磅

秤，有時候連自己 20 歲時多重也完全沒印象，能說出是幾字頭就很不錯了。在回顧體重的時候，這類人可以說出現失憶狀態，衣服也買比較寬鬆的款式，或是尺寸越買越大，只要穿得下就好。

這類人會出現在診間，常常是被家人硬逼來的，有些人體重已經破百，卻說不出究竟是何時變成三位數的。這類型的減重意願多半不高，動機也不強，在諮詢的時候呈現防衛模式，如果家人想要積極介入，或是對個案有很多批評，他們也許會採取被動攻擊，讓減重計畫更難進行。

這類人對體重議題其實有一種核心羞恥感，也因為如此，不願意面對現實。有些人不照鏡子，也從不拍照，寧可活在虛擬世界中。有些人過去也曾經嘗試減重，經歷過前述的漲跌互見或是跌深反彈，後來意識到自己無法達成心目中的理想體重，索性不再嘗試，形成心理上的習得無助感。

臨床上某些重度肥胖的年輕男性，體內睪固酮濃度

會低於同齡，行為上也顯得較退縮沒有活力，採取生活型態治療的意願和效果都很差，甚至必須進行減重手術，短期大幅降低體重，內分泌異常才得以恢復平衡。

這類人若是長期採取心理防衛機制，會發展出不同模式來跟肥胖體型相處。有些人樂於接納自己的體重，學會自嘲，也不再在意他人眼光，肥胖甚至成為個人特色，多半是真的出現疾病才會進行減重，因此也不會設定過高的目標。

有些人則採取比較不成熟的心理防衛機制，除了壓抑或否認自己有減重需求外，可能會因為自尊不穩定而產生敵意，對任何跟體型有關的問題都很敏感，拒絕治療或討論相關議題，處理上要先建立信任，誘發動機，或者先達到初步成效，才比較可能有後續的行動。

這類人如果只是單純因為過去忙於其他事物而忽略身體，只要願意丟掉防衛，面對事實，開始測量體重，關注自己，循序漸進的做體重管理，通常治療效果都會不錯。

◆ 綜合型

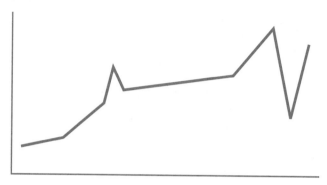

綜合型

　　綜合型顧名思義，就是上述幾種類型的組合，不同
人生階段有不同的生活型態，通常體重走勢出現轉變，
多半因為發生一些事件。隨著回顧體重，往往也會找到
一些未竟之事，進而獲得改變的契機。

基金投資有賺有賠，

申購前請詳閱公開說明書

體重管理有升有跌，

減重前請詳閱體重走勢圖

製作你的體重走勢圖

1. 橫軸是年齡,縱軸是體重。

2. 分別標註 20 歲體重、現在體重、人生最重的體重、成年後最輕的體重、維持最久的體重,或是任何階段有印象的體重。

3. 算出每個階段的體重趨勢,分子是體重相減,分母是年齡相減。例如:

   ▬20 歲時 52 公斤,25 歲時 54 公斤,相當於在該階段

   (54–52)／(25-20)= 0.4 公斤／年

   ▬30 歲時 62 公斤,相當於該階段

   (62-54)／(30-25)= 1.6 公斤／年

   ……依此類推。

4. 回想不同階段的生活方式有何不同,找出最關鍵的差異。

不要小看這個作業,透過這樣的回顧,很多時候我們會找

範例

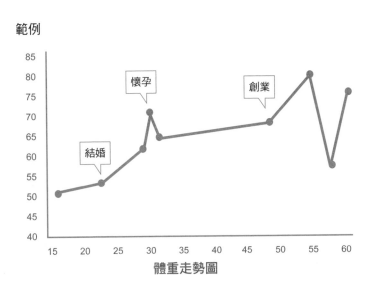

體重走勢圖

到一些關鍵轉折，或是一些行為模式。有些人因為太過頻繁測量體重，以至於見樹不見林，一旦拉開時間軸，會發現某些盲點，幫助自己找到維持理想體重的成功模式。

　　看著體重走勢圖，問問自己最滿意哪一個階段的你，當時體重是多少，正在做些什麼？現在的你如果不滿意現狀，願不願意做出改變？

第 6 章

不談減重的
男人們

少年小信的煩惱

「你兒子又在吃零食，你不覺得他太胖了嗎？」

「好，都怪我，我兒子不是你兒子？通通不要吃，我也不要煮了，大家餓死算了！」

耳邊又傳來陣陣熟悉的聲音，老爸老媽又開始吵了，小信翻了個白眼，當作沒聽到，仰首把整包洋芋片倒進嘴裡，關起房門，打開筆電，指尖熟練的在鍵盤上飛舞。虛擬的宇宙裡，他是唯一的王者，破關的獎賞當然是來一罐「肥宅快樂水」[3]。對小信來說，那些減重瘦身的廣告根本就是笑話，你沒聽過嗎？豬八戒走了十萬八千里還不是胖子，更何況他還是吃素的呢！

小信最喜歡看這些網路上的笑話，就像是對虛偽世界的嘲笑。反正，100 公斤的胖子努力瘦了 10 公斤，不過就是 90 公斤的胖子，就算死了也是個死胖子，以為我

---

3. 可口可樂的謔稱，網路流行語。

別減肥了，
你需要的是復瘦

會在意嗎？哈，女生才會為了減肥節食，什麼減重書，無聊⋯⋯想到明天要被老媽拖去看醫生，小信心中千百個不願意，他最討厭那種被當成怪胎的感覺了，尤其是要站上磅秤的時候，簡直就像要上斷頭台。

　　小信已經不知道自己的體重很久了，以前到了全班量體重的日子，他就想裝病不上學。自從越來越胖之後，他就很討厭在電梯裡遇到鄰居，有一次鄰居當著他的面對媽媽說：「你家兒子胃口很好喔？」從此，小信都戴著耳機，進電梯遇到鄰居就低頭盯著手機看，心想如果這時有哈利波特的隱身斗篷該多好。有時候他覺得很對不起爸媽，有時候又覺得很討厭爸媽，更多時候，小信討厭自己和這個世界，只有在線

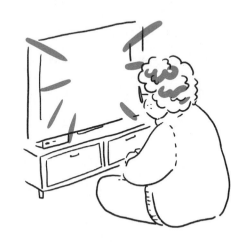

上組隊打遊戲的時候，他才有活著的感覺。

小信媽媽不知道自己做錯了什麼，兒子把自己當空氣⋯⋯不，是當仇人。「我知道他長大了，我也不想管啊！而且我已經很少唸他了。」她總是這樣告訴那些勸她的朋友，明明小時候很可愛，怎麼到了小學高年級突然開始變胖，而且越來越胖，每個學期都接到學校通知單，小信媽媽感覺壓力好大。上中學後，升學壓力大，下了課還得補習，早出晚歸的小信，體重直線上升，原本開朗的兒子也越來越沉默寡言，一回家就關在房裡。

每次過年回娘家，大家看見小信就不免要問，尤其長輩那種令人渾身不舒服的關心。還有小信他爸，老是怪她寵孩子，明明是婆婆從小給小信吃一堆零食，身為媳婦又不好說，也不能讓孩子餓著，看著兒子日益臃腫，小信媽媽覺得自己有責任把孩子給「修好」。

但是，兒子就像是電動裡的大魔王，任憑小信媽媽用上什麼招數，他都來個相應不理。有時候好像也開始控制飲食，整天都不吃，問他也說不餓，過沒多久又看

別減肥了，
你需要的是復瘦

見他連扒三碗飯，好像跟飯有仇似的。

　　她擔心自己如果不管，兒子真的會生病，家裡有糖尿病遺傳，她真的很怕兒子跟自己的爸爸一樣中風截肢，幫父親打胰島素的那段日子實在心累，萬一之後輪到兒子，真不知該如何是好。憂心忡忡的她，問也不是，不問也不是，就算兒子臭臉，她還是每天用心準備所謂的健康便當，營養專家說的那些低升糖、低熱量、低碳水，有的沒的。她不求兒子長得像韓劇裡的帥哥，只求他不要生病就好。

　　「我已經掛好號了，硬拖也要把他拖去。」小信媽媽下定決心。

青年阿福的體檢報告

　　「ㄟ，阿福，班長結婚你去不去？你以前最哈的那個女生也會去喔！」

「幹！人家都當媽了，去個屁！」

其實阿福不想去同學婚宴，有別的原因，他討厭那些裝模作樣的菁英分子，更厭惡以前欺負他的那些傢伙。還有，之前訂做的西裝，又穿不下了。

「拜託，重量級人物看不起我們普通人唷？」

「我真的走不開啦！告訴班長，紅包一定到。」

阿福隨便搪塞了老同學，心裡知道對方說的「重量級」，是意有所指，他從小就是重量級。

有人說，每部電影裡都有個胖子，他就是那個胖子，只能當故事裡的配角，看著帥哥美女談情說愛。從小到大，他不知道聽過多少嘲笑，好像在比誰最惡毒，如果他因此生氣，對方還會怪他小題大作，開不得玩笑。到最後，他索性自己嘲笑自己，笑得最大聲就沒事了，只要他看起來不在意，別人就傷不了他。

在同學眼中，他是好好先生，脾氣好，胃口更好，女同學吃不完都直接推給他，他也很少說不。隨著年紀漸長，阿福也練就一身講笑話的本事，拿自己的身材開

別減肥了，
你需要的是復瘦

玩笑最容易帶動氣氛，也算是人緣不錯。只不過，小時候的難堪記憶，偶爾想起來還是難受，也因此，他壓根不想再見到國中同學。

談到阿福的戀愛史，可以說是好人卡上的血淚斑斑。阿福雖然個頭大，其實心思細膩，對心儀的女孩更是默默付出，苦苦守候，被朋友笑稱工具人也不在意。無奈最後心目中的女神還是選了別人，他為之心碎，也停止為了減肥而跑步這種蠢事，告訴自己寧可傷心也不要傷膝。

人生的初戀和減肥初體驗一樣失敗，他還笑著告訴朋友，別人失戀都能減肥，只有他失戀還越來越胖。

出社會之後，別人把時間花在談戀愛，他可也沒閒著，埋首工作之中，總是拚了命完成任務。只不過，體重跟著扶搖直上，就跟台灣的房價一樣，薪水卻沒有跟著漲，唯一的小確幸就是跟三五好友吃吃喝喝、打打電動，即使爸媽催他交女友結婚，他也就用工作忙碌敷衍帶過。對於同事有意無意拿他體型開玩笑，他早就不以

為意，即使知道有些玩笑開得過頭，他也總是笑笑說習慣就好。

　　這天，他接到公司的健檢報告，紅字很多，他瞄了一眼就丟在桌上。其他同事正在七嘴八舌的討論什麼減重 168，他對這種話題一向如有自動篩選機制似的，完全跟他無關。此時，一個最近常上健身房的女同事跑來問他報告，阿福本想說這是我的隱私耶，但還是什麼都沒說就讓她看了。沒想到女同事怪叫一聲說，你糟了啦！趕快去看醫生！阿福半信半疑的上網查了一下，糖化血色素？這些醫學名詞他根本

沒聽過，不會吧？糖尿病不是老人才會得的嗎？阿福突然眼前一黑⋯⋯。

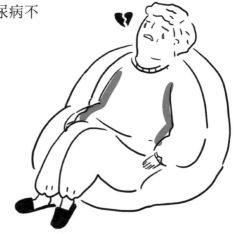

別減肥了，你需要的是復瘦

大叔壽哥的中年危機

「天啊，這是年輕的你喔？海軍陸戰隊？！」

「好瘦喔！」

「廢話，不然我會叫瘦哥？」

「從流川楓變成安西教練了啦！」

「誰啊？」

「年輕人沒看過灌籃高手不懂啦！」

「少囉嗦，喝！」

這晚是員工們幫老闆壽哥慶生，不知道是誰找出當兵時的照片，濃眉大眼，曬得黝黑，精實的體格露出六塊肌，跟現在判若兩人。

雖說好漢不提當年勇，壽哥當初出來創業，白手起家，完全發揮他海軍陸戰隊的精神，打拚了 20 幾年，中間還娶了老婆，生了兩個女兒，這些豐功偉業就跟他的體重一樣，不是一天造成的。而他壯碩的身材不僅撐起一個家，也撐起一家公司裡的許多個家庭。

到了要吹生日蠟燭的時候，「許願！許願！許願！」大伙吆呼著。照例，第三個願望是不用說出口的，壽哥閉上眼睛，腦中浮現那個年輕的自己，心裡想著，如果許一個減肥的願望，會不會就浪費掉了呢？

　　其實，壽哥不是不想減肥，他也曾經嘗試減重，快速瘦掉 20 幾公斤，還贏了減重大賽。只不過瘦身的成果維持不久，公司應酬多，壓力又大，很快就又胖了，而且一發不可收拾，他也懶得再減了，自我安慰說，胖一點才有當老闆的分量。也確實，壽哥的事業越做越大，六塊肌也跟著團結在一起了。

　　多年來，他老婆總是擔心他的健康，加上兩個女兒一起叨唸，壽哥笑稱三娘教子，他早就習以為常，當作耳邊風。某次在醫院安排健康檢查，量體重發現居然破百公斤，從此他就不量了，醫生問他體重，一律回答101，他喜歡這個數字。後來索性說 0.1 公噸，覺得這樣很屌。

　　眾人酒酣耳熱之際，壽哥突然想起一個老客戶，眾

別減肥了，
你需要的是復瘦

人吞吞吐吐的說，那人突然心肌梗塞走了，本來要邀他來的。壽哥聞言嚇了一跳，不久前才一起打高爾夫，還比他小兩歲，怎麼說走就走？生日當天聽到這種消息，還真觸霉頭，壽哥心想，還是上醫院檢查一下比較安心，距離上回健檢也快兩年了。

也許是生日特別感傷，壽哥突然有一種複雜的感覺說不上來，一轉眼人生過了一半，以前天不怕地不怕，怎麼現在頭髮少了，肚子也大了，動作變得不靈活，還被醫生說有睡眠呼吸中止症候群，白天總是覺得疲倦，

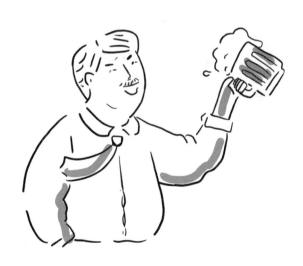

老婆被打呼聲吵得說要分房睡。他不禁想,那個意氣風發的自己哪去了?

那些不談減重的男人們

話說自從寫了《幸福瘦》之後,我的門診來了不少有體重困擾的個案,包括自願和非自願的,我觀察到很有趣的狀況。面對減重議題,男女有很大的不同,一般來說,減重似乎是女生的專利,嚮往苗條身材,追求理想體重,對於女性同胞來說完全政治正確,一旦有人瘦身成功,就會讓身邊許多人爭相仿效。

至於男生,就有點矛盾了,多數男性也認為太胖不好,但要承認自己想減肥,那可需要不少勇氣。畢竟不在乎別人的眼光才比較 man,如果為了體重斤斤計較熱量,就沒有大口吃肉、大口喝酒的男子氣概了,在應酬場合說自己在節食,算什麼大丈夫啊!

別減肥了,
你需要的是復瘦

就算要減重，也肯定來個自虐式的運動才夠證明意志力，吃藥打針看醫生，絕對不會是廣大男性朋友的優先選項，除非是被逼的。

　　在這個強調性別平權的時代，我沒有要強化這些刻板印象，純粹是提出一些臨床上的觀察。畢竟從內分泌科醫師的角度來看，男女的生理構造和荷爾蒙分泌完全不同，雄性素所誘發的競爭好鬥，某種程度上就是個必然。對糖或任何成癮物質的依賴，同樣可以證明，我們都是多巴胺的奴隸，有人對運動上癮，當然就有人對食物上癮，而且甜食的成癮性並不亞於酒精。

　　男孩也好，大叔也罷，因體重衍生的健康問題可能比女性還多，事實上，男性因為體重過重而導致糖尿病的機率，顯著高過女性。男性在社會上扮演的傳統形象，往往不被允許表達情緒，男孩子不可以哭、不可以怕，將情緒壓力轉化為暴飲暴食的情況，恐怕比女性更加嚴重，而對於需要維持合理體重的病識感又更低，心態上對醫療協助的抗拒更高，加上男性多半將工作視為

優先，為工作犧牲健康的例子比比皆是。種種因素讓男性為了體重問題就醫的意願偏低，也讓男人身邊的女人們焦慮不安。

簡單來說，男人會覺得為了減肥大費周章去看醫生，有點丟臉，減肥不就是少吃多動嗎？雖說自律、自我控制、堅持到底、努力不懈都是瘦身成功者的共同點，也很值得肯定，然而這種過度推崇意志力的觀點，低估了內分泌系統對人體生理機能及心理行為的影響，也低估了整個環境變遷在人類演化生理的交互作用。

坊間有太多談減肥瘦身的書籍，都非常具體的提出循序漸進的做法，也幫助了許多想要改善體型和健康的民眾，那為什麼我還要寫這本書？我常對來諮詢減重的女孩們說，有哭的都會瘦，但是我可不能這樣對男生說話啊！胖男孩的玻璃心躲在厚厚的盔甲底下才安全，如果這本書的文字能夠多多少少拆掉一些裝備，也許男孩們在減重路上會輕盈一些。

更重要的是，我想要寫給那些胖男孩身邊的女人

們，不管是媽媽、伴侶還是姊妹朋友，如果你想讓身邊的胖男生瘦下來，與其整天疲勞轟炸各種失望貶低的言語，不如表達對他們的感謝和肯定。雄性動物與生俱來的競爭意識，讓他們更願意為贏得地位而付出努力。

聰明的你，只要說三句真言：

「真的嗎？」

「後來呢？」

「好棒喔！」

男人們就會往減重的路上，奮力邁進並勇奪錦標了！

第 7 章

砍掉重練

我不會對你灌雞湯，說總有一天這世界人人平等，再也不會以貌取人。即使有越來越多聲音鼓勵我們欣賞各種體型的美，譴責各種形式的霸凌，正努力弭平不同類別的歧視，但我沒有那麼天真，去相信歧視終會消失。慰藉不會幫助你，心靈雞湯只是比較好吞的毒藥而已，跟微糖的手搖飲一樣，是一種自欺欺人。

放心吧，這世界會繼續歧視胖子

歧視確實不對，是不道德的，甚至曾經引發納粹屠殺猶太人那樣慘絕人寰的惡行，但歧視為什麼頻頻發生，從來沒有在人類史上消失過？事實上，歧視極有可能是演化的一種保護機制，為了確保動物跟自己的同類在一起，確保動物養育的是自己的後代。

研究發現，幼兒很早就能覺察跟自己不同膚色的人，甚至從行為生理學來看，排除異己竟然跟腦內的催

產素有關。我的意思是，我們可以繼續聲嘶力竭的追求公平，但歧視恐怕難以避免。如果你是人群中的離散值，不隸屬在常態分布裡的多數，必然會引來某些異樣眼光，就像安徒生童話裡的醜小鴨。

醜小鴨長大之後，究竟變成美麗的天鵝，還是一隻平凡的醜大鴨，其實並不打緊，醜小鴨如何看待自己才是關鍵。只要醜小鴨持續把自己視為受害者，世界就不會停止打擊他，直到醜小鴨為自己的人生負起全責，改變才會發生。

那個改變，未必是變瘦。

那個改變，可以是停止發胖。

那個改變，可以是開始運動。

那個改變，甚至可以是停止覺得自己不夠好，停止認為只有減肥才能拯救人生。

以下是你可以做的事。

◆ 記住：體重不是你的救贖

許許多多來到我診間諮詢體重的個案，特別是女性，總會有一種心態，好像只要瘦下來，人生的一切問題就會迎刃而解。

一位35歲女子主訴水腫，我照例問了她的體重走勢。

20歲時體重48公斤，30歲時52公斤，33歲時60公斤，看診的當下是86公斤，也就是原本10年才增加4公斤，後來每年增加3公斤，而最近兩年間急速增加了26公斤。

我問她，這些不同時期的生活或飲食有什麼改變，她堅稱都一樣，表情看起來很無辜。

「你知道嗎？這不是水腫，應該說這不只是水腫。」我看著她快被撐破的光亮皮膚，說：「這個身體增加的不只是水，還有其他，你知道那些是怎麼來的嗎？」

在我的詢問下，她才吐露自己從高中就罹患憂鬱症，國中時曾經有厭食症，後來就變成暴食症，不知不覺會一直吃，完全停不下來，甚至吃到吐。

別減肥了，
你需要的是復瘦

她的表情很平靜，彷彿把情緒隔絕開來，就像她用水腫來解釋自己的發胖一樣。

　　體重，只是結果，不是救贖。

　　砍掉重練的第一步，就是要丟掉那些非理性的信念。

　　比方說，其實那不是水腫。

　　在沒有找出並承認哪些行為會發胖之前，就算減下來，也會胖回去的。

◆ 砍掉內心咒語，重練你的信念

　　以下這些說法都沒有幫助，請通通丟掉：

　　「可是我吃得不多。」（＝我可以吃更多）

　　「可是我現在真的吃得不多。」（＝我以前真的吃更多）

　　「可是我不吃甜的。」（＝我都吃鹹的）

　　「可是我只喝微糖的。」（＝無糖的我不喝）

　　「可是我都只吃一餐。」（＝其他都不算餐）

　　「可是我有點水腫。」（＝我才沒有變胖）

「可是我的體重計不準。」（＝我沒有要相信的意思）

「可是我都有在運動。」（＝有運動還不夠嗎？）

「可是我沒時間運動。」（＝我沒有要少吃的意思）

「可是我年紀大代謝慢。」（＝年紀不是我的錯）

「可是⋯⋯。」

對了，不管「可是」後面接的是什麼句子，連同「可是」一起丟了吧！

有請不良執念清除師

換句話說，**重練**你的信念。

以下這些話可以用來扭轉認知，只要加上「雖然⋯⋯但是⋯⋯」：

「雖然我吃得不多，但已經夠了。」

「雖然我現在真的吃得不多，但以前真的吃很多。」

「雖然我不吃甜的，但鹹的也會發胖。」

「雖然我都只吃一餐，但只要有吃都算。」

別減肥了，
你需要的是復瘦

「雖然我有點水腫，但可能也變胖了。」

「雖然我的體重計不準，但還是可以參考。」

「雖然我都有在運動，但還不夠有效。」

「雖然我沒時間運動，但我可以少吃一點。」

「雖然我年紀大代謝慢，但我還是可以嘗試改變。」

不只是扭轉過去的認知，這份清單可以一直往下寫，陪伴你在減重的路上持續前進：

「雖然減重不容易，但我還是願意嘗試看看。」

「雖然只有瘦下來一點點，但我已經停止變胖了。」

「雖然我沒有完美的身材，但我的身體變健康了。」

「雖然家人批評我的身材，但我會負起自我照顧的責任。」

「雖然這個世界對胖子不友善，但我知道自己的價值。」

「雖然還沒有達到心中的目標，但我願意肯定自己的努力。」

「雖然有一點停滯，甚至復胖，但我知道接下來該怎

麼做。」

「雖然已經達到當初設定的目標，但我會持續維持。」

「雖然很忙，但我還是會抽出時間運動。」

「雖然有時會辛苦，但我也感覺很幸福。」

◆ 別再用脂肪來保護自己

你相信言語會傷人嗎？我一直都相信，直到我聽到這句：「只有相信言語會傷人，才會被言語所傷。」乍聽之下有點繞口，究竟是什麼意思呢？

只有相信言語會傷人，

才會被言語所傷

有一次，一位來看體重的年輕女子在我的門診聲淚俱下，主要原因是她丈夫曾經在她懷孕時，說了一句讓她很傷心的話。後來，雖然丈夫道了歉，但她認為那個道歉不夠真心，而且說那句話的當下，對她產生非常嚴

重的傷害。我聽了之後問她，請問你先生那句話說過幾次？

她說一次。

「那你回想過幾次？」我問。「你知道後來傷害你的每一刀，都是你自己補的嗎？」我看著她被自己捅得傷痕纍纍，還不肯放手。

不管當初她先生的那一刀是有意還是無心，之後無情殘酷的拿起刀，一直往同一個傷口拚命戳的，其實是她自己的手。

小時候背過《三字經》、《弟子規》（現在還有人背這些嗎？）的都知道，課文只要反覆背誦就會朗朗上口，久了沒讀就忘光光還給老師。同樣的道理，一句傷人的話只要反覆記起，從海馬迴提取出來的久遠記憶，重新刺激杏仁核，再加油添醋一番，就會形成更堅固的認知，心理學上叫做反芻。反芻對於創傷修復並沒有幫助，反而會讓人沉迷於舔舐陳舊的傷口，就跟剛受傷一樣痛。

一段記憶被重複播放的結果，就像在草地上踏出一條小徑。如果停止反芻，不再去回想細節，那麼這條小徑就會重新被雜草覆蓋。換句話說，我們的過去，是由我們現在決定記得哪些部分而構成的。我們以為是過去決定了現在，從這個角度來看，其實是現在決定了過去。

我的意思並不是要去壓抑情緒或是否認受傷，而是不要自己在傷口上撒鹽、補刀，心裡的創傷就跟身體受傷一樣，需要照料修復。如果你總是反覆把結好的痂、長好的皮再次剝除撕開，傷口就永遠難以癒合。

如果擁有金鋼狼般的修復能力，言語自然傷不了你，又何需厚厚的脂肪來保護呢？

◆ 可以憤怒但不需要怒吃

某日，一位 32 歲的女病人跟我說，她每次跟父母講完電話都會怒吃。她有好多憤怒，通通變成食物被吃下肚。而她也在十幾年間從 70 公斤一路攀升到現在的 133 公斤。

別減肥了，
你需要的是復瘦

我請她多說一點她的憤怒，她說父母什麼大大小小的事情都要跟她說，她根本無法解決，如果她掛電話，她爸就會奪命連環扣（看診前一天剛好是父親節，我想她並不喜歡這個節日）。她希望他們不要一直找她抱怨。

於是，我問她有沒有看過寺廟裡的神明，信眾都去找神明問事，大大小小的事。

「神明做了什麼？」我問。

她的表情有點疑惑。

「神明什麼都不用做。」我說。

她瞪大眼睛看著我。

「神明什麼都不用做，信眾光是講一講就好了，不是嗎？」

我想起我家土地公幾十年來稱職的作為我媽焦慮的出口，不禁感激涕零。

她表情有點驚訝，但似乎多了一絲希望。

想想神明，想想天主，祂們從來都不需要怒吃，也不需要減肥喔！連土地公最愛的花生糖，最後還不是信

眾吃掉的。

　　諸多情緒中，隱藏的憤怒往往就埋在脂肪裡。某次，我參加一場研討會，講者把導致發炎反應的脂肪組織稱作憤怒的脂肪（angry fat），當下我覺得很貼切。

　　發炎反應就像四處蔓延的怒火，在身體細胞間流竄，擾亂了許多荷爾蒙訊號的傳遞，器官與器官之間的溝通開始雞同鴨講，原本內分泌系統有如交響樂般和諧演奏，瞬間亂了套，各彈各的，不聽指揮，然後身為內分泌科醫師的我，就會面對病人的疑問：

　　「醫生，我是不是內分泌失調？」

　　是，但失調的不光是內分泌，還有認知。

◆ 停止火上加油

　　那麼，怎樣才能降低發炎反應？

　　既然發炎反應來自於憤怒的脂肪，顯然減少脂肪才能改善，特別是內臟脂肪。就像前面說的，要停止在傷口上撒鹽，但也同樣需要停止四處放火，停止在發炎組

織上火上加油，也就是避開精緻糖類和加工食品，減少多餘的熱量，攝取抗氧化的天然食材，給身體充足的睡眠和適度的運動，紓解緊繃的壓力。

這些人人都知道的健康行為，在你忙得焦頭爛額之際，總會被拋到九霄雲外。唯有當你願意覺察，有餘裕停下來自我照顧的時候，才能真正滅火，逐漸修復，身心恢復平衡。

至於憤怒的情緒也一樣，上一節提到怒吃的種種，如果我們仔細檢視憤怒，那是一種充滿動能的情緒，是有力量的。人們之所以不願意表達憤怒，是因為憤怒可能帶來衝突，帶來破壞，所以習慣壓抑憤怒來維持和平或避免衝突。

問問自己，你什麼時候會憤怒？界線被侵犯的時候？事情失控的時候？被誤解的時候？努力卻得不到的時候？由羨慕到嫉妒到生恨？還是惱羞成怒？我們的發怒對象，可以是他人，可以是外界，也可以是自己。我們只會對自己在乎的事情感到憤怒，也就是說，我們可

憤怒是一面鏡子

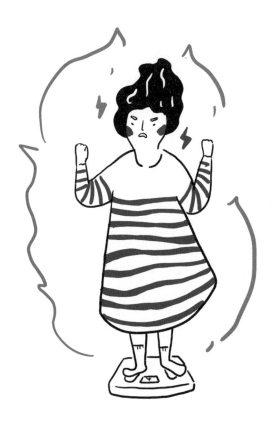

別減肥了，
你需要的是復瘦

以藉由憤怒來認識自己。

如果你正在沒來由的怒吃，請把握機會，看看你吃下去的每一口怒氣，究竟代表了什麼？

有病人跟我說，她不想生氣，因為生氣也沒用。

我這位病人的怒氣跟很多人的一樣，來自於母親過度干涉，她說，每次媽媽一叫她減肥，她就故意吃更多，想要媽媽死了這條心，反正她沒有打算結婚，更不想為了媽媽的期望去減肥。我常常在診間看到這種家長，跟子女進行控制權之爭，即使子女已經成年，父母仍然沒有意識到個體界線的存在，試圖給出建議。就算出發點是好的，建議還是別出發的好。

後來這位病人願意給自己一些空間，當感覺憤怒時，先不要急著吃，先問問自己這股憤怒的背後，是不是躲著其他的情緒。她告訴我，她其實很難過，想要被肯定、被認同、被愛，她希望母親能看見她的優點，看見她在工作上的成績，不要用體重否定她在其他方面的努力。

我告訴她：「你媽媽想要改變你，把你變成她想要的樣子，你知道你也想要改變媽媽，把媽媽變成你想要的樣子嗎？你跟媽媽其實是一樣的，有發現嗎？」

她很驚訝這個發現，意識到她跟母親其實是同一種人。從那一刻起，她的怒氣變少了，體重也慢慢減輕了。

另一個病人的怒氣也很常見，她總是覺得不公平，覺得公婆對嫂嫂比較好，爸媽對哥哥比較好，老闆對同事比較好，反正就是不公平，她只想要公平。想要公平的她就像拿著計算機，斤斤計較自己吃的虧。她覺得自己對別人好，為別人想，為什麼別人老是那麼自私？

我說，其實你想要的不是公平，你想要的是被偏愛！一開始她不相信，也不承認，於是我問她，如果你跟嫂嫂交換人生，或是跟你羨慕的哥哥或同事交換人生，你願意嗎？

她想都沒想就說不願意，我問她為什麼？她這才發現，自己有很多別人沒有的，也意識到自己真正在乎的根本不是公平。當她看見自己早已擁有不想跟別人交換

的人生時，怒氣神奇的消失了，體重也神奇的降下來。

「怒」這個字拆開來看，就是奴＋心，一顆被奴役的心。

看見自己被什麼奴役，就有機會掙脫枷鎖，讓心重獲自由（天啊！這段文字也太雞湯了）。

既然要說文解字，不如再來看看一個字：「勸」。

勸這個字拆開來看，旁邊有一個力──勸，往往很費力。

如果把「力」換成「見」，「勸」就會變成「觀」，通常幫助對方看見，就不太需要勸了。

你看見了嗎？

腦中播放的是什麼聲音

腦中播放的聲音，也就是內在語言。有些人想著要拔尖，有些人想著要躺平；有些人想要努力，有些人想要

省力；有些人力爭上游，有些人隨遇而安；有些人喜歡規律，有些人喜歡變動；有些人重視邏輯，有些人重視感情。所有的面向都有光譜的兩極，有光就有影，優點等於缺點，改掉缺點，同時就會失去優點。

先來說一個關於榴槤的故事吧！

19 歲男孩初診，102 公斤，我問他 17 歲時體重多少，他說 74。我繼續試著把過去五年的身高體重變化拼湊出來，結果令我意外。

14 歲 120 公斤

17 歲 74 公斤

18 歲 95 公斤

19 歲 102 公斤

原來這孩子遭受過霸凌，整個青春期都在跟情緒問題搏鬥，吃只是用來安撫情緒的工具而已。問題背後的問題，才是真正的問題。

一週後回診看驗血報告，可能因為他五年前是 120 公斤，現在即使從兩年前的 74 胖回 102，他的指數其實

別減肥了，
你需要的是復瘦

都正常，也沒有胰島素阻抗或脂肪肝。勉強要說的話，腎上腺皮質醇偏低，但不至於異常。其他數據沒什麼太特別，真正的問題恐怕還是憂鬱症。

他說他有在看身心科治療，也有去諮商，但是整天都在睡，對什麼都沒興趣，有時候暴食就會停不下來，現在連上學都去不了。他覺得別人都討厭他，他更討厭自己。

一旁的媽媽默默陪伴，沒有插嘴。我看得出來母親很用心，卻也一樣無能為力。

我問他誰在霸凌他，他說在網路上。

我問他能夠遠離嗎？他說他想交朋友，如果離開就會更孤單，他想要被喜歡。

我請他舉出自己的三個優點，他想了很久都說不出來。然後我說，你相不相信優點其實就是缺點，缺點也同時是優點。你說三個缺點，我馬上把它變成優點，要不要試？

他半信半疑的說：「太胖？」

我說：「有分量！」

他又說：「太大隻。」

我說：「拔河比較會贏，大家都想跟你同隊。」

他笑了。

「那懶惰呢？」他問。

「懶惰的人一定聰明啊！」我說。

人類所有聰明的發明都是因為懶惰啊！

他立刻轉頭看著他媽媽說：「原來我是聰明耶！你們
一直說我懶惰。」

此時，他已經聽懂為什麼缺點就等於優點，臉上表
情開朗了些。

他又問：「那被別人討厭呢？」

我就問他：「別人討厭你，是你的問題，還是別人的
問題？」

他說是他自己的問題。我就問他有沒有吃過榴槤，
他說他很愛吃榴槤。

我說我很討厭榴槤，是我的問題還是榴槤的問題？

別減肥了，
你需要的是復瘦

他有點愣住，似乎沒有想過這個可能。

於是我請他好好思考，如果他是榴槤，有人喜歡也有人討厭，沒有必要硬把自己變成蘋果，反正一樣有人討厭蘋果。

他點點頭，看來有點理解。

接著，我給他一些具體的建議，如何開始處理情緒性飲食和管理體重。他拿出紙筆說：「你剛剛講什麼，我想記下來。」

我說：「你只要記得榴槤就好了。」

> 優點等於缺點，
> 缺點等於優點

◆ 自我厭惡的木馬程式

先來看看幾個診間故事。

一位 20 歲女孩，主訴掉頭髮。體重 59 公斤，看起來手有點抖。

我照例問了體重變化，初經 14 歲，當時體重約 70 公斤，到 18 歲左右體重變 80 公斤。最重的體重是 85 公斤，就在去年。意思是不到一年內，她減去 26 公斤。

她說她有控制飲食和運動，月經上個月沒來，這次正常。

我說，掉頭髮只是體重降下來的結果，但她說降得還不夠，她想要的體重是 50 公斤。

我問她，如果體重 50 公斤，就會喜歡自己了嗎？

她眼眶泛紅，但沒有掉下淚。驗了血，果然不是甲狀腺亢進，只是一個想要變成芭比娃娃的女孩。

◆ ◆ ◆

一位從 87 公斤瘦到 81 公斤的女孩來就診，說自己努力上健身房，體重卻卡關下不去。回來看檢查報告，數字都還好，各項代謝指標都落在合理範圍，也沒有看到荷爾蒙異常。

我問她為什麼想變瘦，她說想要健康一點。我問她

別減肥了，
你需要的是復瘦

什麼體重會讓她感覺健康？她說以前 65 公斤的時候感覺比較好，於是我又問她：「有什麼是 65 公斤時的你可以擁有，而 81 公斤的你卻得不到的呢？」

「自信吧！」說著，她的眼淚流了下來。

她說她看到鏡子就很討厭自己，典型的自我厭惡。

我花了一點時間讓她明白，做到對自己的承諾，哪怕再小的承諾也不要失約，才能夠重建對自己的信任，而這一切得先從停止自我厭惡開始。

一旁陪同的男友最後問我，那他能幫她什麼呢？我說：「就每天都誇她很美呀！」

他說：「有啊！我天天講，可是她都不相信！」

「吼！你不相信誰都幫不了你哦！」我對女孩說，又轉向男孩：「用力把她愛回來就對了。」

女孩破涕為笑，這對小情侶真可愛。

我沒有開任何藥，只做了認知的建立，請她一個月後回來告訴我有什麼心得，而且我的經驗是，有哭的都會瘦。

◆◆◆

女孩 20 歲初診，主訴想檢查甲狀腺，因為媽媽有甲狀腺低下。

我正準備開個單子去驗血，她又問，那體重最近增加很多有關係嗎？

於是我問了她的體重變化，她說她體重這一年來胖了 10 公斤。此時，我瞄到她左手臂上一條條新舊雜陳的痕跡，心頭一驚。她很誠實的說，她從國中起就患有憂鬱症，也有在治療，我腦中浮現韓劇《黑暗榮耀》的畫面。

「小時候有被霸凌嗎？」我問。

她點點頭說，因為胖的關係，從國小就有人開她惡意的玩笑。

「他們都叫我孕婦。」她摸摸自己的肚子。

雖然那些霸凌的人已經不在，但是她知道自己有很嚴重的自我厭惡。而且最近因為變胖，更是陷入惡性循

別減肥了，
你需要的是復瘦

環，試過諮商，但幫助有限，現在還在身心科治療。

　　有人建議她來看內分泌（說！是誰？），我解釋了可能需要的鑑別診斷，不過情緒性飲食恐怕是她發胖最主要的原因。老實說，我恐怕比她還更希望她有甲狀腺問題，至少不會那麼令人無能為力啊！

◆◆◆

　　女孩 28 歲初診，身型苗條，眉清目秀，畫了淡妝算得上是一位美女。她拿出在其他減重診所做的厚厚一疊報告，其實數據都算正常，但她說自己肚子上總是有一塊肉，她很不喜歡，邊說邊把包包蓋住自己的肚子。我問她最後一次覺得自己肚子上沒有多餘的肉是什麼時候，她說國中吧！

　　我看著她勻稱的身材和精緻的眉毛，問道：「你知道你有自我厭惡的問題嗎？」

　　她承認自己有強迫症，也曾經求助身心科，但完美主義的偏執沒有那麼容易就放過她。

我解釋了那些代謝內分泌數據的意義後，請她回去找諮商師聊聊，畢竟就算 28 歲的她真的上健身房把贅肉練掉，還是得面對 38 歲時長出的第一根白髮，48 歲時出現的老花，58 歲時回不來的青春小鳥，還有 68 歲、78 歲、88 歲種種比肚子上贅肉更難以承受的歲月痕跡，都不會放過她，除非她能夠從現在開始學會接納自己的一切。

◆◆◆

　　自我厭惡就像木馬程式，如果沒有掃毒成功，就會沒完沒了的複製，霸占你所有的資源，讓你動彈不得。你以為只要瘦到某個體重，就會開始喜歡自己，實際上，你只會從討厭自己是胖子，變成討厭自己是瘦子，別人對你的稱讚永遠收不下來。

　　自我厭惡不是謙虛，不是那種凡爾賽式的嫌自己胖，自我厭惡是很真實的，是永遠活在失望之中的完美主義者。

自我厭惡的人可能會把自己吃得很胖很胖，坐實了自我厭惡的正當性，也可能把自己硬塞在完美的框架裡，超出框框的部分就狠狠切掉，在減重和醫美市場裡成為最大的盤子。我很難簡單用「要愛自己喔」的精神喊話，就趕走那種執念，只能直截了當的說：別裝了，你根本不想減肥。

重灌吧，
擺脫木馬程式的糾纏

◆ 裝睡的人叫不醒

　　上一節談的主要是自我厭惡，腦中播放的聲音會自己打擊自己。另一個頻道播放的，則可能是相反的聲音，自我催眠，理直氣壯的自欺，不切實際的自我感覺良好。

　　如果說，自我厭惡的完美主義者屬於怕錯的人，那麼自我感覺良好的自欺者往往是怕輸的人。如果你對自

欺者說，你太胖了，他肯定會反駁你，或是強調自己不想為了世俗標準而減肥，就算想減肥，也是為了健康這種高大上的原因。如果你試圖用健康這種理由說服他，他也很可能會說，反正活到哪算到哪，他早就置死生於度外。對他們來說，承認怕死或怕胖，就等於認輸，那怎麼行？

自欺就像大腦裡裝了一台美顏相機，經過濾鏡美化了一切，就算不是真的，那又如何？當現實狠狠打臉的時候，有人猛然醒覺，開始改變，也有人編織另一場夢境，繼續沉睡。

某日，一對母女來掛初診，主訴是體重增加，媽媽強調是同事逼她來看診，因為胖太多了。我照例問體重的變化。

56 歲的媽媽可以很清楚回答自己的體重數字，懷孕時胖到幾公斤都記得，根據她的記憶，自己的體重是這六年間從 5 字頭爬到現在的 66，過去三十年都維持在 52 至 55 公斤。

有趣的是，我接著問 28 歲的女兒體重多少，她看了看媽媽，說好像 59。我請她站上診間的磅秤，量出來居然是 72 公斤！

她說自己很少量體重，印象中是 58，但那是大學時的體重，也就是說她六年來從 58 公斤增加到 72 公斤。

媽媽看起來迫不及待想要瘦下去，女兒卻似乎沒有意願。

於是我問女兒，想不想減重，0 分是不想，10 分是很想。她說 5 分，我又問，為什麼不是 4 分，她說因為膝蓋會痛。

我說，那如果膝蓋不痛，是不是就可以不用減了。她回答應該還是要，但她反覆表示她不想要在乎體型，語氣充滿了防衛。

我完全同意人要接納自己的體型，不需要為了主流審美觀減肥，我請她看看紙上的體重，六年前 58 公斤，現在 72 公斤，記不記得三年前多少？

她說 65，我跟她確認，所以如果照現在的生活方

式，每三年增加 7 公斤，沒有做出改變的話，三年後是不是就會變成 79 公斤？

我在紙上畫了 3 條線，一條往上 79，一條持平 72，一條往下 65。

我問她喜歡哪一條？她說 65。

後來，那位媽媽有回診看報告，說她決定改掉吃宵夜的習慣，女兒則再也沒有出現過。我不知道她後來體重的軌跡如何，是不是找到膝蓋不會痛的神奇魔法，反正只要她知道一切都是自己的決定就好。

不管她想要什麼，絕對不是想減重。

◆ **怕輸、怕錯，還是怕死？**

這個問題我在門診問過許多病人：為什麼想減肥，究竟是怕輸、怕錯，還是怕死？

如果你說，我才沒有要減肥，那麼你顯然是怕輸的人，價值感建立在優越感之上，享受贏過別人的感覺，但你也可能是因為害怕輸給別人，才選擇不要參戰，限

別減肥了，
你需要的是復瘦

人生不過是選擇的總和

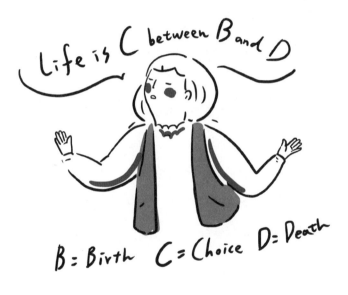

縮自己的行動。這類型的人，如果沒有把握成功，通常不會嘗試，只要會贏，作弊都沒關係。願意花錢使用昂貴減重藥物的，多半是這種人；死鴨子嘴硬、不承認想減重的，也往往是這種人。

怕輸的人跟想贏的人，未必是同一種人。應該說，真正想贏的人通常是不怕輸的。

宣稱自己不在乎輸贏的人有兩種，一種是真的超脫了輸贏的競爭心態；另一種則是怕得不到而隱藏自己的真正意圖，反正葡萄那麼酸，我才不要吃呢！一旦承認自己想吃葡萄，不就輸了嗎？

那麼，怕輸的人減重會遇到什麼問題呢？其實這本書最初定義的受眾，就是寫給怕輸又想減重的人。

當健美體型成為一種優越感的展現，過胖又難以擺脫競爭心態的人就自動產生一種輸了的感覺。最簡單的方法，就是不要承認自己想減肥，或者嘴上說說要減肥，但不要真的行動，免得到時候瘦不下來，或復胖了，被別人看笑話。

別減肥了，
你需要的是復瘦

怕輸的人往往很在乎別人的想法，但是未必真的去跟別人核對，就算核對，也未必相信。怕輸的人會利用心理防衛機制來自欺，以至於看不見客觀事實，為了捍衛自尊心，寧可否認內心真正的想法。怕輸的人往往心裡已經有一個答案，詢問只是來對答案而已。

如果你身邊有這類型的人想要嘗試減重，最好的方法就是讓他在減重路上能享受到勝利的果實。一旦嘗到贏的滋味，他們可能還會反過來教你如何成功減重呢！

如果你想了半天，答說都怕，不能決定自己的答案是哪一個，你很有可能是怕錯的完美主義者。或許你會立刻反駁，不會啊！我哪有完美。對，完美主義者看自己就是永遠不夠完美，不是嗎？

幾乎每個完美主義者都知道犯錯是難免的，但就是無法忍受自己犯錯，輸沒關係，就是不能錯。至於那種優越感爆棚的完美主義者，甚至有可能會說，別人可以犯錯，但我不行，不能輸也不能錯，是不是很辛苦？

◆ ◆ ◆

為什麼完美主義會成為減重的阻力呢？

原因在於完美主義者的焦慮，是來自無所不在的控制欲。期望自己不要出錯的人，生活中會有很多事情需要控制。從行為學的研究中得知，意志力跟體力一樣，是有限的，當控制生活中的許多變項將意志力消耗殆盡，用來克制食慾的意志力就所剩無幾。

完美主義者的另一個特徵就是自責，想要維持體重而過度自責時，很難從食物中獲得樂趣，吃完就立刻產生罪惡感，墮入無間地獄。

從另一個角度來說，完美主義者永遠覺得自己不夠瘦，也就永遠會在減重的路上，沒有達標的一天，擔心自己稍微一放鬆就會變胖。即使體型一點都不胖，也會擔心自己體脂太多，肌肉不夠，就算去運動，又會擔心自己做得不夠正確。過度焦慮的完美主義者就像得了一種「可是」病，無窮無盡的問題像打地鼠一樣冒出來，解決了一項，又出現另一項。

「我知道我不算胖，可是……。」

別減肥了，
你需要的是復瘦

「我知道我已經減了 20 公斤，可是……。」

「我知道完美不存在，可是……。」

看到了嗎？沒完沒了的「可是」，至死方休。

如果你是個完美主義者，試著把「可是」兩個字放在一邊，改成「幸好」，會有不可思議的效果喔！

「我知道我不算瘦，幸好……。」

「我知道我還沒到達理想體重，幸好……。」

「我知道完美不存在，幸好……。」

只要改兩個字，是不是很不一樣呢？

◆ ◆ ◆

至於回答都不怕的，一定是怕輸的，回答都怕但不怕死的，就是沒想清楚的。

簡單來說，輸不會死，錯也不會死，只有死才會死。怕死才是理性的行為，因為怕死而好好活著的人，才是想清楚而且對自己負責任的人。

就減肥這件事來說，如果再不減你就會死，再怎麼

鐵齒的人，都一定會想辦法減，不是嗎？

你之所以減不了肥，純粹就是因為不會死而已。或者，為了美食，胖死也甘願。

怕輸的你還想爭辯，說可是不吃就會餓死啊！

放心，走沒幾步就有東西吃的台灣，想要餓死，真的沒那麼容易。

而且在餓死之前，你一定會先變成瘦子。

可……可是……。

幸好沒有可是

運用心理學的小技巧來減重

◆ 錨定效應

我的門診有一個磅秤，每次我請病人站上去時，病人都會問，要不要脫鞋？我總是說，不用脫鞋，我幫你

扣一公斤。如果病人面有難色說自己剛吃飽，我就會更大方的說，那扣兩公斤？

數字產生的心理效應最微妙了。

有一個心理研究是這樣的，先讓受試者隨便轉一個轉盤，上面有各種數字，接著讓受試者猜一個東西的價錢。研究者發現，雖然轉盤上的數字跟物品的價錢八竿子打不著，但是指針轉到的數字如果比較小，受試者猜的價錢也比較便宜，轉到的數字比較大，猜同樣的物品價錢也比較昂貴。這個心理學上的錨定效應（anchoring effect），普遍用在許多行銷手法上，比方說把價格訂在299 元，感覺會比 301 元便宜很多，但實際上只差兩塊錢。直接寫打八折，不如先寫上原價，再劃掉並且標註折扣後的價錢。

我每次在診間詢問個案體重變化，許多主訴變胖的人只記得一個大概，比方說 50 幾，60 幾，100 多，也就是說，只記得十位數，或是有沒有破百。

某日，有一位從婦產科轉過來的初診，39 歲女性，

主訴是月經不正常。我問她體重有沒有變化，她說應該有變胖。看她健保卡上的照片，確實判若兩人，20 歲的她大約是 60 公斤，問她現在多少，她說不知道，上次量應該是 100 多一點吧！一聽到要站上體重計，彷彿要走上斷頭台似的。我好說歹說才說服她量體重，還答應她扣掉兩公斤，結果量出來是 125 公斤，她完全不知道原來 100 多一點，已經是這麼大一點。

但是那些主訴變瘦的人，通常會記得個位數，甚至記到小數點。

也就是說，對變胖的人來說，60 公斤跟 69 公斤意思一樣，反正都是 60 幾，但 69.9 公斤到 70 公斤，雖然只差 0.1 公斤，卻是進位到體重 7 字頭的人了，這可能會讓你驚嚇萬分，趕快請假掛號看醫生，接受無情的拷問。

所以，我跟個案討論目標的時候有幾個原則。首先，如果要改善代謝狀況，預防慢性病，至少要減 5 ～ 10％體重。但如果想要改變對自己的看法，那就要先問自己，你認為自己是幾字頭的人？

例如一位 80 幾公斤的人想要減到 70，我就會請他試著減到 69.9，然後維持在 6 字頭，因為從 8 字頭越過 7 降到 6，就像是越過一個山頭來到另一座山峰，即使復胖，一旦到 70 就趕緊壓回 69.9，自然不會再變成 8 開頭，而能維持在他原本的目標 70 上下。

如果把目標設定為 70 公斤，一不小心復胖彈回 79，距離 8 字頭就只有一步之遙。

也就是說三位數的人，試著減到 99.9 公斤，變成兩位數。9 字頭的人，目標 79.9 公斤，變成 7 字頭。

因為減重一定會遇到停滯期，不要害怕停滯期，因為停滯期就是復胖時的剎車。真正的問題不是停滯，而是復胖，一旦復胖，所有的努力都是白費力氣。鎖住體重的天花板，比達到體重的低點更重要。

至於那些 52 想要變成 48 的瘦子，拜託不要來亂。

想要 60 公斤，

就把目標設在 59.9 吧

◆ 損失規避

這是一個關於得失的思考。

35 歲女子，體重從 117 公斤降到 107 公斤，這次回診略增加到 109，我問她有什麼心得，她說很難控制，下了班往往很餓，有時候忍不住多吃。

我問她想要體重多少，她說 60，但至少先回到兩位數。

但其實她青少年時體重就已經是 9 字頭，減掉 10 公斤的她，並不是沒有努力。

我問她，99 公斤的她會有什麼是 109 公斤的她所沒有的？

「不是很確定，比較輕吧！」她說。

「你有覺得現在的你，比 117 的時候多了什麼嗎？」

「有多一點自信。」

「那 99 公斤的話，自信可以更多嗎？」

「應該可以。」

「多這些自信要做什麼呢？」我又問。

別減肥了，
你需要的是復瘦

她想想說：「就各個方面吧！」

我請她回去思考，如果終極目標想要 60，她是否願意嘗試吃藥以外更積極的做法，例如打針或手術。很多人在節食或減肥的時候，會感覺失去些什麼，不管是少吃了，還是掉了體重，都是一種「失」。

心理學的「損失規避」效應說明，相較於獲得，人更想迴避失去。為了迴避失去吃宵夜的機會，往往又讓我們獲得更多脂肪。所以一個應用心理效應的簡單方法，就是多想想自己在失去時，得到了什麼。這樣的交換划算嗎？

比方說，減重時花費的金錢，感覺像失去，減重時錯過的美食，感覺也像失去，那麼，你獲得了什麼呢？得到了自我價值感，得到了健康，得到了更多輕盈的感受和行動上的自由？又或者，利用不想失去的效應來防止復胖，與其得到一時口腹之欲的滿足，你願意失去之前努力獲得的成果嗎？

得與失之間，你看懂了嗎？

我們什麼都不想失去，
包括脂肪

◆ 現實療法 WDEP

好消息來了，就算你找了半天也找不到自己發胖的原因，或者你實在受不了回顧那些體重變化的細節，討厭沒完沒了的思考分析，只想要砍掉重練，美國心理學家威廉・葛拉瑟（William Glasser）提出的現實治療法，會讓你瞬間精神一振。

所謂的現實治療法，是一種行動治療，姑且不論運用在心理諮商時的那些理論基礎，直接提取介入方法 WDEP 到減重上，其實非常簡單，只需四個步驟就好。

W：what do you want?（你想要什麼？）

D：what are you doing?（你正在做什麼？）

E：evaluation（評估）

P：plan（計畫）

別減肥了，
你需要的是復瘦

讓我們來依樣畫葫蘆吧

W：你希望體重多少？

D：你正在做什麼？

E：有用嗎？

P：有用就繼續，沒用就停止，換一個做法。

不需要糾結你的基礎代謝率，也不用比較哪一種飲食療法，不要再去網路上搜尋哪一個專家比較厲害，反正你自己選擇怎麼吃，怎麼動，高興怎麼做就怎麼做。只要確認對你自己有沒有用就好。如果沒用，做一萬次也不會變有用，如果確實往目標接進，哪怕只有 0.1 公斤，有用就是有用，繼續做就對了。

比爾‧蓋茲（Bill Gates）曾說過一句名言：「大多數人都高估了自己一年內能做到的事，卻低估了十年間可以達成的成就。」

套用在減重上面，不要說一年，減重的人往往堅持了三個月，就覺得應該要能把過去十年胖的體重一筆勾銷，可能嗎？

世上沒有一勞永逸的事，

如果有，你現在好好吸一口氣，

接下來以後都不必呼吸了

◆ 心理邏輯

人常常會做出不合邏輯的事情。比方說，有人覺得花錢進了餐廳，就是要吃飽才划算。同樣的，這個人花了錢去健身房，會不會覺得多運動才划算？不，他可能白白交了一整年健身房會籍，也沒進去幾次。

如果覺得花錢運動不划算，怎麼會覺得吃自己不需要的食物是划算的呢？有沒有可能你的心理邏輯自相矛盾而不自知呢？

同理可證，同樣是懶，懶得動會胖，懶得吃不就瘦了？

同樣是怕，怕胖就會瘦，怕餓就會胖，是不是很有趣？

別減肥了，
你需要的是復瘦

同樣是怒，怒吃會胖，憤而減肥，是不是剛好相反？

隱藏在相反行為背後的邏輯，很可能都是同一套。最麻煩的是，同一套邏輯在價值觀擺盪時，會產生許多不合邏輯的行為。倘若我們釐清自己的心理邏輯，很容易看出是什麼造成了體重增加。核心價值觀相同，哪一件事更有價值，自然決定了行為的取向。

胖子和瘦子，只是覺得划算的東西不一樣而已，胖子覺得多吃才划算，瘦子覺得多吃不划算。如果有一種交換靈魂的魔法，說不定會發現，根本是同一種人走在方向相反的路上，只要回頭看看，就恍然大悟了。

如果怕餓，

就別怕胖，

反之亦然

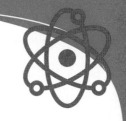

第 8 章

科學家不會放棄
拯救胖子的

演化史上的新興產業

減肥算不算新興產業？就人類漫長的演化史來看，還真的算新興產業。

當人類成功脫離飢荒之後，肥胖成為 21 世紀成長最快速的非傳染性流行病。過去幾十年間，減肥藥品不斷推陳出新，樓起樓塌，越挫越勇，吃藥不行還有打針，藥物不夠還有手術，科學家還在不停研究人類發胖的祕密，找尋腸子與大腦之間訊號傳遞出錯的蛛絲馬跡。

身體究竟如何誘發脂肪分解，如何決定能量的儲存和消耗？下視丘如何管理食慾的調節？為什麼肥胖者的腦子會跟成癮者有類似的影像特徵？瘦子和胖子除了先天基因之外，還有什麼後天條件？瘦子的腸道菌能不能終結肥胖？萬能的腸泌素是不是肥胖者的救星？有沒有除了少吃多動以外的減重魔法，光動動手指下載免費軟體就能把我們變成芭比和肯尼？

好消息是，以上都有可能，而且還會越來越神奇，

越來越厲害。只要胖子繼續被製造出來，就有人繼續努力拯救他們。而且，為了考驗這些科學家的智力，人類會繼續發明新科技，製造更多難以拯救的胖子。

受西醫訓練的醫師，從學生時代就開始接受實證醫學的洗禮。實證醫學是一種科學方法，以隨機雙盲試驗舉例，首先選擇一批受試者，隨機分派到不同治療下，在研究者和受試者都不知道誰使用有療效藥劑、誰使用安慰劑的狀況下進行試驗，記錄治療的效果及副作用，最後比較實驗組與對照組，看看藥物的療效如何。

在這樣的設計中，研究者可以排除心理作用的影響，因為幾乎所有臨床試驗都發現，接受安慰劑的受試者會有一定比例的人產生療效，也有一定比例的人產生副作用。這意味著心理暗示的影響，因此若要證明藥物的效果，必須有對照組才能令人信服。

通過食藥署或衛生單位把關上市的藥物，都需要檢附足夠的臨床研究證據，有充足的實證醫學來佐證。即使不是藥物，任何的飲食療法或是運動處方，也都可以

透過實證醫學的設計，來客觀評估療效和副作用。

就減重來說，絕大多數藥物研究的設計，會以減去體重的 5 ～ 10％視為成功，至少要在統計學上顯著優於對照組，才能宣稱療效。不過一般民眾沒有實證醫學的觀念，再嚴謹的臨床研究都不如隔壁鄰居說有效。畢竟經驗分享，口耳相傳，才是人類習以為常的溝通方式。

這時候，專家說就要比人家說更有說服力。問題來了，人類迎來史上最厲害的專家群，谷哥大神、IG、臉書、line 群組……，上面各式各樣的訊息廣告，聳動標題占據版面，吸引人們的眼球。我不會說那上面全都是騙人誇大的不實資訊，只不過再神奇的減重經驗，也未必能複製在你身上。只有你減下來才是真的，剩下的都是幻想。

為防大家有不切實際的幻想，我要先強調，現在能成功減去 30％以上體重的，大概都是動刀把胃切掉一大半。而願意花上幾十萬進手術室的人，肯定是死也要減肥的人。目前最有效的腸泌素，針劑在試驗中可以為受

別減肥了，
你需要的是復瘦

試者減去 15%體重，即將上市的新型腸泌素甚至可以降低體重 24%之多。至於口服藥，效果多半落在 5 ～ 10%之間，而且需要搭配飲食和運動才比較有效，停藥後也有可能復胖。但假如導致發胖的生活習慣不改，即使最有效的減重手術，也有可能復胖。

病人很喜歡問我，那用藥會不會不舒服，我必須說，這些讓你吃不下的治療，沒有一種會舒服。那有沒有副作用？當然有，如果不會噁心嘔吐吃不下，你要怎麼瘦下來呢？想瘦的人根本不在乎那些不舒服的，因為肥胖本身造成的不舒服，已經讓他再也無法忍受了。

對於內心並不想減肥的人來說，胖一點又如何？多數所謂有效的減重藥物臨床試驗，也有少部分受試者完全沒有減輕體重，這些人，很可能就是根本不知道自己其實並不想減肥的人啊！

成功需要朋友，巨大的成功需要敵人

有一位朋友最近瘦了 40 公斤，原因是他心一橫，去做了減重手術。我非常好奇是什麼改變了他，畢竟我早就習慣他胖胖的可愛模樣，他說沒有當過胖子的人不會懂，無論他多麼認真、優秀、聰明、努力，就是有人會因為他的外型質疑他的能力。個性溫順的他很少把這些話放在心上，直到某次，真的有人說了一句話刺傷他。姑且不論說話的人是有心還是無意，也不管那句話是什麼，總之他內心激起的憤怒，讓他終於下定決心跨過那堵改變的高牆。

我問他，瘦下來之後感覺如何？他說，當他發現周遭的人看待他的眼光變得不一樣的時候，他就知道自己沒有後悔這個決定。

另一位朋友也有類似的經驗，年輕時身材苗條，婚後卻逐漸發福，一路胖到 7 字頭，某次丈夫說了一句話讓她感覺被嫌棄，惱怒之下，她發憤減肥，完全改變飲食

別減肥了，
你需要的是復瘦

習慣，還天天早起運動，一年之內減到 5 字頭，每天打扮得漂漂亮亮，狠狠出了一口惡氣。重點是找回年輕體態的她完全沒有復胖，問她祕訣是什麼，她說，就是要讓老公好好瞧瞧，看以後還敢不敢看不起她。

她的減重效果比許多用藥打針的人還要有效，我不禁覺得，原來她老公才是神隊友，那些陪你吃宵夜，說你胖胖很可愛的傢伙，根本就是豬隊友嘛！

我問過許多成功瘦下來的人，或多或少都有那個決定改變的瞬間，而且那句激發力量的話，通常不是什麼安慰的話，很多時候是一些傷人的話。也就是說，減重需要朋友，但大幅減重需要的可能不是朋友，而是敵人。

當過胖子的人都知道，那種隨時隨地都有人問你要不要減肥的感覺有多不爽。我曾經在電梯裡遇見一位同事 A，另一位同事 B 看見我就跟 A 說，要不要去看我的門診減肥。我不知道這位體型壯碩的同事 A，對這種不請自來的建議作何感想，當下我只禮貌地說，健康就好。我想這位同事 B 並沒有惡意，只不過通往地獄的道路往

往是善意鋪成的。說不定，惡意反而會帶給想減肥的人充滿力量的黑暗榮耀。

敢看輕我？

我就輕給你看！

胖子不需要豬隊友的拯救

多年前某個難得的機會，我漫步在巴塞隆納的海邊，驚訝的發現西方人對身材比東方人自在，不管環肥燕瘦，身上都是比基尼。

我不是說肥胖問題在西方不存在，體型焦慮應該是普遍的問題，只是相較於個人主義的文化，集體意識恐怕更加重肥胖帶來的刻板印象。東方女性對自己體型的要求更為嚴苛，東方家長對子女的肥胖更加焦慮，也因此，肥胖帶來的羞辱創傷，往往從原生家庭就生了根。

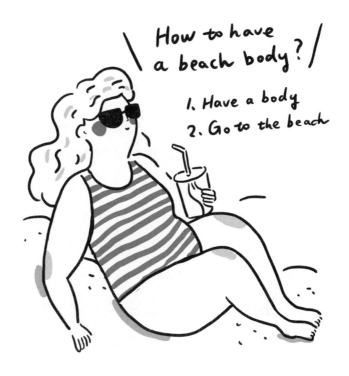

誤以為胖子需要拯救的人很多，但就疾病的角度來說，並不是凡體重過重都代表健康隱憂，這些想要拯救胖子的人，包括父母、醫師和科學家真正擔心的，並不是體型本身，而是那些造成肥胖的行為最終會影響健康。許多家長逼著青少年或成年子女來就診，希望我能扮演拯救的角色，就像前面故事裡小信的媽媽一樣，擔心孩子的健康與未來都被肥胖吞噬，一切會來不及挽救。

在這本書的最後，我想要對這些憂心忡忡的家長喊話，如果你想要成為神隊友，請停止數落孩子的不是，也停止用恐嚇的言語逼對方就範。行為學研究發現，要改變人的行為，最有效的做法其實是改變他的環境，光是作息規律，就能減輕體重。

有一位非常愛孩子的父親做了一件了不起的事，體重高達 131 公斤的兒子讓他非常頭痛，不知該如何幫助兒子把體重降下來。看著小時候聰明可愛的兒子，長大後被困在一個沉重的肥胖身軀裡，他心急如焚又無能為力。我請他嘗試跟兒子聊聊體重以外的事，關心他的生

活，不要只是關心他的體重。

這位父親聽進去了，他努力克制自己的焦慮，忍住想要糾正的衝動，化為幫助兒子整理環境的行動，身為公司高階主管的他，居然親自去刷馬桶，陪兒子打掃宿舍。我不確定是藥物奏效，還是他跟兒子的互動出現變化，或是他兒子的宿舍經過清理後產生什麼魔力，在短短不到幾個月的時間，原本抗拒治療的這位年輕人，竟減去十多公斤，我知道那不光是藥物的療效，而是神隊友的助攻。

每次我都會問帶著孩子來諮詢體重的家長，請問家裡有沒有零食？如果有，是誰買的？想當神隊友，就把家裡零食櫃丟了吧！不要再說是因為孩子亂吃，大人不亂買，孩子有機會亂吃嗎？又怕孩子餓又怕孩子胖，選一個吧！不然孩子都錯亂了。與其責罵孩子胖，傷害他的自尊，創造一個不容易發胖的環境，才是你該做的。

根據研究，管理決策行為的前額葉要到 25 歲才會成熟，25 歲之前的行為多半逃不了杏仁核的衝動反應，三

思而後行不適用於青少年，講不聽才是正常。如果你家那個讓你看不順眼的胖子早就過了 25 歲，沒人拿刀架著他吃，真想減肥的人手上不會有珍珠奶茶，對嗎？

想要拯救胖子，科學家有的是方法，看看馬斯克往身上扎針減肥，你也想要嗎？你覺得阿湯哥的身材是在健身房練出來的，還是在廚房吃出來的？你既不是馬斯克也不是阿湯哥，更不是馬斯克的媽或是阿湯哥的老婆，向肥胖宣戰這種重責大任，就交給下一個諾貝爾醫學獎得主吧！

AI 可以減肥嗎？

可以，下一本書我會用 ChatGPT 寫。指令：請寫一本六萬字的減肥書。

有夢最美，

希望相隨

別減肥了，
你需要的是復瘦

如果讀書就會瘦，
世界上就沒有胖子了

　　減重的人總是在尋找原因，以為找到為什麼瘦不下來的癥結以後，就可以瘦下來了。我必須沉痛的告訴你，知道原因和改變結果，是兩件完全不一樣的事。比方說，如果你邊吃零食邊讀這本書，我可以保證你知道各式各樣變胖的原因，但放心好了，就算讀了三遍你也絕對不會少一塊肉。

　　對我來說，所謂的成功減重，意義是這樣的：

1. 世界上多一個懂得愛自己的人

2. 世界上少一個為肥胖所苦的人

剩下的與我無關，除非你得了糖尿病，或者跑到我的診間問個沒完害我下不了班。

既然讀書不會讓你變瘦，那我為什麼還要寫這本書呢？坊間的減重書籍已經那麼多，為什麼還需要一本書名叫做《別減肥了，你需要的是復瘦》的減重書呢？

因為閱讀可以幫助你思考，正確思考後產生的行動，才是真正理性、有覺察、為自己負責的行為，值得一直持續下去。

缺乏理性的行為，只不過是任性而已。

想要任性，至少先當有錢人。馬斯克可不會嫌打瘦瘦針太貴。

這本書你願意讀到這裡，想必已經知道自己到底是不是真的想減肥，或者知道那個一直嚷嚷要減肥的朋友，究竟是說真的還是說假的。無論如何，請了解你的

自我價值感究竟是用什麼來衡量，你認為自己值得怎樣的對待？減重了以後，自我價值感會因此提升嗎？還是拒絕減重才能維持自我價值感呢？也許體重跟你的自我價值感無關，那麼你是不管體重多少都自我價值感低落？還是無論什麼體重你都能看見自我價值呢？

萬一你或你朋友不小心當真想減肥，這裡有個重要的提醒，請務必記住：

一切都是等價的交換，就看你覺得划不划算

起初我想要寫一本科普書，因為我曾經以為只要有足夠的知識，就能對抗變胖的種種行為。在我上一本書裡，穿插了許多跟減重有關的研究。事實上，每一種減重新藥的研發，背後都是對人類生理機制的探索，各式各樣的飲食療法，都隱含著有趣的故事值得分享。

然而，多年前的某日，我下了夜診回家，那天特別

疲累，我一到家就打開冰箱，把病人送我的甜點吃個精光。等我回過神來才驚覺到，明明我腦子裡充滿各種跟肥胖有關的知識，我很清楚睡前吃下肚的熱量會讓我發胖。我不想變胖，為什麼會做出明明知道會發胖的事？這根本不合理。

也就是說，平常不吃宵夜的我，被某股神奇的力量所驅動，那股力量，在夜深人靜的時候悄悄出現，就像劫機的恐佈份子一樣挾持了大腦，而我對這股力量居然一無所知。

所幸過去這些年，心理學和認知行為科學有許多進展，肥胖的病理機制也有很多證據顯示生理與心理的交互作用，我醉心於臨床觀察，從病人身上的提問，看見許許多多有趣的現象。

雖然目前尚在試驗階段的藥物，能讓受試者大幅減輕體重，效果已經可以比擬手術治療，後面還有許多研發藥品研究接踵而至，準備迎戰肥胖這個無孔不入的世紀人類大敵。只不過，截至目前為止，還沒有人發明一

種藥足以讓人瘦下來之後永不復胖。

所以，我暫時還不會失業，這算是好事吧？

幸好光讀書不會瘦，

不然我就得改行了

後記
· · · · · · · ·

感謝所有的勇氣與眼淚

　　這本書的完成，我想要感謝所有曾經來我門診諮詢體重的朋友們。我知道為了體重問題踏入醫院，需要多麼大的勇氣。謝謝所有曾經在我診間落淚的朋友們，謝謝你們願意信任我，忍痛掀開尚未癒合的心理創傷，面對不想面對的問題，願意看見自己在生活中的壓力，在減重過程中的挫折，也願意疼惜受了委屈的自己。

　　如果你討厭別人叫你減肥，不想再假裝自己想減肥，不想為了追隨主流價值而自我否定，請大聲告訴全

別減肥了，
你需要的是復瘦

世界，你根本不想減肥，別再裝了，跟那些叫你減肥的人絕交，千萬不要為了交差跑來看醫生。如果對方是你的父母，就請他們看這本書，或者自己逃到外太空，反正無重力就不必量體重。

如果你是那種看不順眼胖子的人，請先確認自己究竟看不順眼的是什麼？胖子到底招誰惹誰？他胖他的，你瘦你的，干你屁事？

如果你是那種看不順眼自己就是胖子的人，或者全世界都說你不胖，只有你覺得自己胖，非減不可的人，請仔細檢查自己有沒有任何不該減肥的理由。

假如你看完本書，確認自己就是死也要減肥的人，相信我，既然猩猩都能上太空，想減肥的你一定會成功，祝你好運！

好身體 007

別減肥了，你需要的是「復瘦」
內分泌科醫師用逆思考帶你重回原廠設定

作者：馬文雅
插畫、封面暨內頁設計：Dinner Illustration
主編暨責任編輯：張紫蘭
行銷企劃：連欣華
內文排版：中原造像

天下雜誌群創辦人：殷允芃
康健雜誌董事長：吳迎春
康健雜誌執行長：蕭富元
康健出版總編輯：丁希如
出版者：天下生活出版股份有限公司
地址：台北市 104 南京東路二段 139 號 11 樓
讀者服務：（02）2662-0332　傳真：（02）2662-6048
法律顧問：台英國際商務法律事務所‧羅明通律師
製版印刷：中原造像股份有限公司
總經銷：大和圖書有限公司　電話：（02）8990-2588
出版日期：2023 年 12 月第一版第一次印行
定　　價：400 元
ISBN：978-626-7299-39-5（平裝）　978-626-729-940-1（EPUB）
書號：BHHB0007P

直營門市書香花園
地址：台北市建國北路二段 6 巷 11 號　電話：（02）2506-1635
天下網路書店 shop.cwbook.com.tw
康健雜誌網站 www.commonhealth.com.tw
康健出版臉書 www.facebook.com/chbooks.tw
如有缺頁、破損、裝訂錯誤，請寄回本公司調換

國家圖書館出版品預行編目（CIP）資料

別減肥了，你需要的是復瘦：內分泌科醫師用逆思考帶你
重回原廠設定／馬文雅著 . -- 第一版 . -- 臺北市：天下生活
出版股份有限公司，2023.12

236 面；14.8×21 公分 . --（好身體；7）

ISBN 978-626-7299-39-5（平裝）

1.CST：減重　2.CST：健康法

411.94　　　　　　　　　　　　　　　112021540